实用护理技术操作与循证护理

主编 玄敏 毛凌莉 武丽丽 王守叶 季娜

中国出版集团有限公司

世界图书出版公司
西安 北京 上海 广州

图书在版编目（CIP）数据

实用护理技术操作与循证护理/玄敏等主编.—西
安：世界图书出版西安有限公司，2023.6
ISBN 978-7-5232-0530-3

Ⅰ.①实… Ⅱ.①玄… Ⅲ.①护理学 Ⅳ.①R47

中国国家版本馆CIP数据核字（2023）第118806号

书　　名	**实用护理技术操作与循证护理**	
	SHIYONG HULI JISHU CAOZUO YU XUNZHENG HULI	
主　　编	玄　敏　毛凌莉　武丽丽　王守叶　季　娜	
责任编辑	杨　菲	
装帧设计	济南睿诚文化发展有限公司	
出版发行	世界图书出版西安有限公司	
地　　址	西安市雁塔区曲江新区汇新路355号	
邮　　编	710061	
电　　话	029-87214941　029-87233647（市场营销部）	
	029-87234767（总编室）	
经　　销	全国各地新华书店	
印　　刷	山东麦德森文化传媒有限公司	
开　　本	710mm×1000mm　1/16	
印　　张	11.25	
字　　数	218千字	
版次印次	2023年6月第1版　2023年6月第1次印刷	
国际书号	ISBN 978-7-5232-0530-3	
定　　价	128.00元	

编委会

◎ **主　编**

　　玄　敏　毛凌莉　武丽丽　王守叶
　　季　娜

◎ **副主编**

　　刘成魁　刘广园　许钰敏　陈　莉
　　王之华　文　贞　郑金英

◎ **编　委**（按姓氏笔画排序）

　　王之华（湖北省宜城市人民医院）
　　王守叶（潍坊市妇幼保健院）
　　王海荣（山东中医药大学附属医院）
　　毛凌莉（莘县人民医院）
　　文　贞（武汉大学人民医院）
　　田真真（山东中医药大学附属医院）
　　玄　敏（潍坊医学院附属医院）
　　刘广园（济宁医学院附属医院）
　　刘成魁（聊城市人民医院）
　　刘媛媛（泗水县人民医院）
　　许钰敏（山东中医药大学附属医院）
　　李小花（山东中医药大学附属医院）
　　陈　莉（新疆医科大学第三附属肿瘤医院）
　　武丽丽（济宁市兖州区中医医院）
　　季　娜（德州市市立医院）
　　郑金英（浙江省江山市人民医院）

FOREWORD 前言

护理工作在我国医疗卫生事业的发展中发挥着重要的作用，广大护理工作者在协助临床诊疗、救治生命、促进康复、减轻疼痛及增进医患和谐方面肩负着大量工作。随着现代医学科学技术的快速发展，新的理论、技术及科研成果不断面世，这既是护理专业发展的重大机遇，也是传统护理模式转变的契机。因此，护理工作者必须不断学习、交流临床护理经验、熟悉并掌握新的护理学进展，才能跟上护理学发展的步伐，更好地为患者服务，为人类健康保健提供可靠的保障。为了进一步满足护理工作者的临床需要，帮助广大临床护理工作者在工作中更好地认识、了解相关疾病，提高临床常见疾病和多发疾病的治愈率，我们特组织了一批具有丰富临床经验的护理专家及骨干共同编写了《实用护理技术操作与循证护理》。

本书从护理学基础出发，先简要叙述了基础护理操作技术；然后详细介绍了呼吸内科、妇产科、儿科等各科常见病护理。本书内容丰富、重点突出，同时还结合了护理领域最新进展，既有理论性指导，又有护理的实际应用，集科学性、先进性和实用性于一体，是一本对护理工作者大有裨益的专业书籍，适合各基层医院的临床护理工作者阅读使用。

由于编写时间仓促，书中存在的疏漏甚或谬误之处恳请广大读者见谅，并望批评指正，以便再版时修正。

《实用护理技术操作与循证护理》编委会

2023 年 2 月

CONTENTS 目录

第一章

基础护理操作技术

第一节 床上擦浴

一、目的

皮肤覆盖于人体表面,是身体最大的器官。完整的皮肤还具有保护机体、调节体温、吸收、分泌、排泄及感觉等功能,是抵御外界有害物质入侵的第一道屏障。皮肤的新陈代谢迅速,其代谢产物如皮脂、汗液及表皮碎屑等能与外界细菌及尘埃结合成污垢,黏附于皮肤表面,如不及时清除,可刺激皮肤,降低皮肤的抵抗力,以致破坏其屏障作用,成为细菌入侵的门户,造成各种感染。因此,去除皮肤污垢,消除令人不快的身体异味,保持皮肤清洁,促进患者机体放松,增进患者舒适及活动度,防止肌肉挛缩和关节僵硬等并发症,刺激皮肤血液循环,增加皮肤的排泄功能,防御皮肤感染和压疮的发生。适用于病情较重、长期卧床或使用石膏、牵引、卧床、生活不能自理及无法自行沐浴的患者。

皮肤的清洁与护理有助于维持机体的完整性,给机体带来舒适感,可预防感染发生,防止压疮及其他并发症。

二、准备

(一)物品准备

治疗盘内:浴巾、毛巾各2条,沐浴液或浴皂、小剪刀、梳子、50%乙醇、护肤用品(爽身粉、润肤剂)、一次性油布1条、手套。

治疗盘外:面盆2个,水桶2个(一桶内盛50~52 ℃的温水,并按年龄、季节和生活习惯调节水温;另一桶接盛污水用),清洁衣裤和被服,另备便盆、便盆巾

1

和屏风。

(二)患者、操作人员及环境准备

患者了解床上擦浴目的、方法、注意事项及配合要点,根据需要协助患者使用便器排便,避免温水擦洗中引起患者排尿和排便反射,调整情绪,指导或协助患者取舒适体位。操作人员应衣帽整齐,修剪指甲,洗手,戴口罩。环境安静、整洁、关闭门窗,室温控制在 22～26 ℃,必要时备屏风。

三、评估

(1)评估病情、治疗情况、意识、心理状态、卫生习惯及合作度。

(2)患者皮肤情况,有无感染、破损及并发症、肢体活动度、自理能力。

(3)向患者解释床上擦浴的目的、方法、注意事项及配合要点。

四、操作步骤

(1)根据医嘱,确认患者,了解病情。

(2)向患者解释说明目的、过程及方法。解除患者紧张情绪,使患者有安全感,取得合作。

(3)拉布幔或屏风遮挡患者,预防受凉并保护患者隐私,使患者身心放松。

(4)面盆内倒入 50～52 ℃温水约 2/3 处或根据患者的习惯调节水温。

(5)根据病情摇平床头及床尾支架,松开床尾盖被,放平靠近操作者的床档,将患者身体移向床沿,尽量靠近操作者,确保患者舒适,利用人体力学原理,减少操作过程中机体的伸展和肌肉紧张及疲劳度。

(6)戴手套,托起头颈部,将浴巾铺在枕头上,另一浴巾放在患者胸前(每擦一处均应在其下面铺浴巾,保护床单位,并用浴毯遮盖好擦洗周围的暴露部位),防止枕头和被褥弄湿。

(7)毛巾放入温水中浸透,拧至半干叠成手套状,包在操作者手上,用毛巾不同面,先擦患者眼部按由内眦到外眦依次擦干眼部,再用较干的毛巾擦洗一遍。毛巾折叠能提高擦洗效果,同时保持毛巾的温度。

(8)操作者一手轻轻固定患者头部,用洗面乳或香皂(根据患者习惯选择),依次擦洗患者额部、鼻翼、颊部、耳郭、耳后直至额下、颈部,再用清水擦洗,然后再用较干毛巾擦洗一遍。褶皱部应重复擦洗,如额下、颈部位、耳郭、耳后。

(9)协助患者脱下上衣,置治疗车下层。按先近侧后对侧,先擦洗双上肢(上肢由远心端向近侧擦洗,避免静脉回流),再擦洗胸腹部顺序(腹部以脐为中心,从右向左顺结肠走向擦洗,乳房处环形擦洗)。先用涂浴皂的湿毛巾擦洗,再用湿毛巾擦净皂液,清洗拧干毛巾后再擦洗干,最后用大浴巾边按摩边擦干。根据需要随时调节更换水温。擦洗过程中注意观察患者病情及皮肤情况,患者出现寒战、面色苍白时,应立即停止擦洗,给予适当处理。

(10)协助患者侧卧,背向操作者,浴巾一底一盖置患者擦洗部下及暴露部,依次进行擦洗后劲、背、臀部。背部及受压部位可用50%乙醇做皮肤按摩,促进血液循环,防止并发症发生。根据季节扑爽身粉。

(11)协助患者更换清洁上衣,一般先穿远侧上肢,再穿近侧、患侧,再穿健侧,可减少关节活动,避免引起患者疼痛不适。及时用棉被盖好胸、腹部,避免受凉。

(12)更换水、盆、毛巾,擦洗患者下肢、足部背侧,患者平卧,脱下裤子后侧卧,脱下衣物置治疗车下层,将浴巾纵向垫在下肢,浴巾盖于会阴部及下肢前侧,依次从踝部向膝关节、大腿背侧顺序擦洗。

(13)协助患者平卧,擦洗两下肢、膝关节处、大腿前侧部位。

(14)更换温水、盆、毛巾,擦洗会阴部、肛门处(注意肛门部皮肤的褶皱处擦洗干净,避免分泌物滞留,细菌滋生),撤去浴巾,为患者换上干净裤子。

(15)更换温水、盆、毛巾,协助患者移向近侧床边,盆移置足下,盆下铺一次性油布或将盆放于床旁椅上,托起患者小腿部屈膝,将患者双脚同时或先后浸泡于盆内,浸泡片刻软化角质层,洗清双足,擦干足部。

(16)根据需要修剪指甲,足部干裂者涂护肤品,防止足部干燥和粗糙。

(17)为患者梳头,维护患者个人形象,整理床单位,必要时更换床单。

(18)协助患者取舒适体位后,开窗换气。

(19)整理用物,进行清洁消毒处理,避免致病菌的传播。

(20)洗手、记录。

五、注意事项

(1)按擦浴顺序、步骤和方法进行。

(2)擦洗眼部时,尽量避免浴皂,防止对眼部刺激。

(3)操作过程中注意观察患者的病情变化,保持与患者沟通,询问患者感受。

(4)擦洗动作要轻柔、利索,尽量注意少搬动、少暴露患者,注意保暖。

(5)擦洗时注意褶皱处如额下、颈部、耳郭、耳后、腋窝、指间、乳房下褶皱处、脐部、腹股沟、肛周等要擦洗干净。

(6)肢体有损伤者,应先脱健侧衣裤后脱患侧,穿时应先穿患侧后穿健侧,避免患者关节过度活动,引起疼痛和损伤。

六、压疮的预防及护理

压疮是身体局部组织长期受压,血液循环障碍,局部组织持续缺血、缺氧、营养缺乏引起的组织破损和坏死。压疮可造成从表皮到皮下组织、肌肉,以致引起骨骼和骨关节的破坏,严重者可继发感染,引起败血症导致死亡。因此,护理人员要注意对患者进行压疮危险因素的评估,特别是对高危险人群要早预防、早发现、早治疗。适当的活动是预防压疮的最佳途径。

(一)压疮预防

1.避免局部组织长期受压

经常翻身是卧床患者解除压力最简单而有效的方法。对能自行翻身的患者,应鼓励和定时督促或协助翻身。当患者不能自主活动(如昏迷、瘫痪),或者自主活动受到很大限制(如高龄、体衰、多发伤),或者有感觉障碍时,受压部位破溃的可能性增加。通常昏迷、脊髓受伤或糖尿病患者是压疮发生的潜在因素,应做到定时翻身,翻身时必须使患者保持处于稳定平衡的姿势,防止患者倾倒造成摔伤、扭伤及呼吸不畅等。意识的改变及感觉障碍患者:体位变换时的不当体位,造成关节处、骨突隆起处如股骨的大转子结节更突出于体表,可使骨突起部位承受更多的压力,产生骨突起部位严重的血液循环障碍。所以患者取侧卧位时,应屈髋屈膝,两腿前后分开,身体下面的臂向前略伸,身体上面的臂前伸与腋成30°,增大受压面积的同时,使患者身体下半身处于髂前上棘与股骨大转子及下腿膝外侧所形成的三角平面内,防止体重集中压迫到髂前上棘一点上,保持身体稳定平衡,防止压疮发生。翻身间隔时间可根据病情及受压部位皮肤状况而定,至少每2个小时翻身1次,必要时每30分钟到1小时1次。并建立床头翻身卡,记录翻身时间、患者的体位及皮肤情况。翻身后应采取软枕予以支撑,极度衰弱和肢体瘫痪的患者,可使用肢体架或其他设备架空骨突出部,支持身体空隙处,防止对肢体压迫造成伤害。

2.避免摩擦力和剪切力

在协助患者翻身、更换床单、衣服及搬动患者时,要注意患者身体各个部分的位置,要抬起患者的身体,尤其是臀部要抬高,禁止拖、拉、拽等损伤皮肤。可以用吊架或提床单式的方式使患者变换体位,皮肤与床单之间不发生皮肤摩擦。患者需在床上解决大小便,使用便盆时应把患者臀部抬高,不可硬塞、硬拉,在便盆上垫软纸或布垫。患者取头高或取半卧位时,床头抬高<30°防止患者身体下

滑,产生剪切力和骶部受压,同时在骶尾部垫棉垫圈,使骶尾部处于悬空,借助臀部丰富的皮下脂肪代替骶骨承担身体体重。

3.病情危重者

病情危重者及其他原因不宜翻身时,局部可用环形棉垫、海绵垫、枕头、高分子人工脂肪垫等,缓解骨隆突处压力。如压点移动性气垫,就是利用黑白充气囊交替膨胀与收缩,以此来移动压迫点分散体压。此外还有灌水垫、电动式气垫等,气垫床褥通过床垫气囊中的不同气流压力来分散患者身体受压部位,同时在身体空隙处垫海绵垫及软枕,增加受压面积,均能起到分散压力的效应。但都不能完全依赖用具,仍要强调定时翻身,预防受压。同时对局部受压部位按摩,对已压红部位禁止按摩,按摩反而会加重皮肤的损伤。方法:50%乙醇或50%红花乙醇,涂抹患处,用手掌大小鱼肌处贴紧患处,均匀按向心方向,由轻到重,再由重到轻,按摩5分钟左右,加快血液循环,可有效预防压疮的发生。

4.保护组织避免受不良刺激

皮肤经常受到潮湿或排泄物刺激,皮肤表皮保护能力下降,局部剪切力和摩擦力增大,因此增加受压组织发生压疮的概率。老年人皮肤褶皱多,加之汗液、大小便失禁导致皮肤软化,应特别注意防止擦伤、撕裂。保持患者皮肤和床单位清洁、干燥、平整、无皱,直接接触的内衣要柔软,帮患者翻身要用力抬起,不能拖、推,以免擦伤。另外要每天用温水擦浴、擦背或用温热毛巾敷于受压部位,勤洗浴、勤换衣裤,保持皮肤干燥、光滑。皮肤褶皱处扑上一层薄的爽身粉,以减少摩擦力并吸收潮湿。动作要轻柔,防止损伤皮肤。注意不可让患者直接卧于橡胶单或塑料布上,局部皮肤可涂凡士林软膏以保护、润滑皮肤(禁止在溃疡的皮肤上涂抹),经常检查受压部位。

5.补充营养增加机体修复机制

蛋白质是机体组织修复所必需的物质,维生素C及锌在伤口愈合中亦起着很重要的作用。高蛋白、高热量、高维生素、富含钙锌的膳食,能保证机体供给,确保正氮平衡,加速疮面愈合。营养供给方式多样,可有根据患者病情选择。

(二)压疮护理

1.控制感染,预防败血症

减少或除去伤口不能愈合的局部性因素,高蛋白、高热量、高维生素、富含钙锌的膳食,纠正低蛋白血症,保障疮面愈合。

2.淤血红润期

为压疮的初期,受压部位出现短暂性血液循环障碍,组织缺氧,局部充血,皮肤出现红、肿、热、麻木或有触痛。压力持续 30 分钟后,皮肤颜色不能恢复正常,若能及时处理,短时间内能自愈,加热可使细胞新陈代谢增加,反而使组织缺氧,促使损伤加重,因而此期不主张局部热疗。增加患者翻身次数,避免局部过度受压,改善局部血液循环(紫外线、红外线照射等);避免摩擦、潮湿及排泄物的不良刺激,阻止压疮继续发展,主要的护理措施:保持床单元干净、平整、无皱、无屑;保持良好体位,避免摩擦力和剪切力;加强营养摄入提高机体抵抗能力。

3. 炎性浸润期

损伤延伸到真皮层及皮下组织,由于红肿部位继续受压,血液循环得不到改善,静脉血回流受阻,受压局部表面静脉淤血,呈紫红色,皮下产生硬结,皮肤水肿而变薄,表皮有水疱形成。此时皮肤易破溃,患者有疼痛感,硬结明显。若不采取积极措施,压疮则继续发展。若能及时解除受压,改善血液循环,清洁疮面,仍可以防止压疮进一步发展。保护疮面皮肤,预防疮面感染。除继续加强以上措施,对于有水疱的部位,加强水疱的护理,要避免摩擦未破的小水疱,防止破裂感染,使其自行吸收。水疱较大或吸收较慢时,可在无菌情况下,用无菌注射器抽出水疱内的液体(保护水疱表皮完整性),消毒穿刺部位及周围,然后用无菌敷料覆盖并稍加压进行包扎,防止水疱渗液及感染。此期可继续用紫外线、红外线照射法(紫外线照射,有消炎和干燥作用,对各类细菌感染疮面均有较好的杀菌效果;红外线照射,有消炎、促进血液循环、增强细胞功能等作用,同时可使疮面干燥,减少渗出,有利于组织的再生和修复),遵医嘱每天或隔天照射 1 次,每次15~20 分钟。

4. 浅度溃疡期

此期全层皮肤破坏,可深及皮下组织和深层组织。表皮水疱逐渐扩散扩大,水疱破溃后,可显露潮湿红润的疮面,有黄色渗出液流出,感染后表面有脓液覆盖,致使浅层组织坏死,溃疡形成,患者疼痛加剧。主要是清洁疮面,去除坏死组织和促进肉芽组织生长,促使疮面愈合。此期护理原则是清创要彻底,直至出现渗血的新鲜疮面。可使用透明膜、水胶体、水凝胶等敷料覆盖疮面,此类保湿敷料及伤口覆盖膜可使伤口保持湿润,有利于坏死组织和纤维蛋白的溶解,并能保持、促进多种生物因子的活性;有利于细胞增殖分化和移行,加速肉芽组织的形成;还可避免敷料与新生肉芽组织粘连,更换敷料时造成再次机械性损伤,为疮面愈合提供适宜的环境。此期需要特别重视疮面的保护,避免疮面继续受压,应尽量保持局部清洁、干燥。可用鹅颈灯距疮面25 cm处照射疮面,每天 1~2 次,每次 10~15 分钟,照射后以外科换药法处理疮面。还可采用新鲜的鸡蛋内膜、纤维蛋白膜、骨胶原膜等贴于疮面治疗。因为此类内膜还有一种溶菌酶,能分解异种生物的细胞壁,杀死细菌,可视为消炎、杀菌剂。同时内膜含有蛋白质,能在疮面表层形成无色薄膜覆盖疮面,防止污染和刺激,减轻疼痛,促进炎症局限化,具有明显的收敛作用。

5.坏死溃疡期

此期是压疮的严重期。坏死组织侵入全层皮肤、肌肉、骨骼及韧带,感染可向周边及深部扩展,可深达骨面,时有窦管形成。坏死组织发黑,脓性分泌物增多,有臭味。严重者若细菌及毒素侵入血液循环可引起败血症及脓毒血症,造成全身感染,甚至危及生命。此护理原则是去除坏死组织,清洁疮面、促进肉芽组织生长,保持引流通畅,促进愈合。可采用清热解毒、活血化瘀、去腐生肌收敛的中成药,如中药生肌膏散、烧烫宁喷雾剂等有促进局部疮面血液循环,促进健康组织生长的作用。如疮面有感染时,先用生理盐水或 0.02% 呋喃西林溶液清洗疮面,亦可采用甲硝唑湿敷或用生理盐水清理疮面,再涂以磺胺嘧啶银粉或选择使用湿润烧伤膏、生肌散等,也可用密闭性、亲水性、自黏性的新型系列敷料。对渗出性伤口可用高度吸收敷料,并保持敷料的密闭性,可促进自溶性清创,有利于焦痂的伤口可用含水胶体、水凝胶和藻酸盐类敷料,有助于腐肉的去除。对于溃疡较深、引流不畅者,应用 3% 过氧化氢溶液冲洗,以抑制厌氧菌生长,再用非粘连性敷料填塞或水凝胶类敷料对伤口的腔道进行填充,可防止在伤口愈合前窦道的开口闭合。亦可采用空气隔绝后局部持续吸氧法治疗压疮,方法是用塑料袋罩住疮面并固定四周通过小孔向袋内吹氧,氧流量为 5～6 L/min,每天 2 次,每次 15 分钟。治疗完毕,疮面用无菌敷料覆盖或暴露均可。其原理是利用纯氧抑制疮面厌氧菌生长,提高疮面组织供氧,改善局部组织有氧代谢,并利用氧气流干燥疮面,促进结痂,有利于愈合。对长期保守治疗不愈合、创面肉芽老化、创缘有瘢痕组织形成,且合并有骨、关节感染或深部窦道形成者,应考虑进行减张肌皮瓣术、植皮等手术治疗。

第二节　氧气雾化吸入

临床上雾化吸入的种类很多,有氧气雾化吸入法、超声雾化吸入法、空气压缩雾化吸入法,本节介绍氧气雾化吸入法。

一、操作目的

(1)治疗鼻部、喉部炎症、减轻水肿。

(2)气管切开者,可以稀释痰液、保持呼吸道通畅。

(3)解除支气管痉挛,使气道通畅,改善通气。

二、操作技术流程

(一)评估患者

了解患者病情、合作程度。

(二)操作前准备

1.环境准备

病室环境清洁、光线适宜。

2.操作者准备

洗手、戴口罩。

3.用品准备

治疗车、氧气装置、雾化装置(口含嘴或者面罩)、注射器、雾化药物、快速手部消毒液。

(三)操作过程

(1)携用品至患者身旁,核对姓名后,向患者讲解雾化吸入的目的、操作方法、注意事项及药物作用、不良反应。

(2)患者取坐位或半坐卧、卧位。

(3)安装雾化用氧气装置。

(4)连接雾化器与氧气装置,用注射器抽吸药液并置于雾化装置内,药量范围 5～8 mL。

(5)打开氧气装置,氧流量 4～5 L/min,管路出雾后,将口含嘴或面罩置于需要雾化吸入部位,嘱患者深呼吸(图 1-1)。

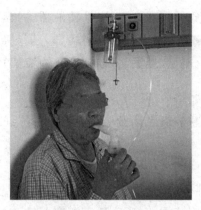

图 1-1　氧气雾化吸入

（6）雾化 15～20 分钟后，取下口含嘴或面罩，关闭氧气开关，协助患者用漱口液漱口、进行面部清洁，观察患者呼吸、咳嗽状况及痰液性状，并询问其有无不适。

（7）用快速手部消毒液消毒双手后，记录雾化时间，推车回治疗室。

（四）操作后处理

（1）整理用物：口含嘴或面罩用清水冲洗后，擦干备用；氧气装置重新消毒后备用；注射器、药物安瓿按要求处理。

（2）洗手。

三、操作关键环节提示

（一）雾化药液量

应控制在 5～8 mL。药量过多，影响管路出雾情况；药量过少，不能满足雾化吸入的时间。

（二）雾化装置要求

雾化装置为一次性物品，每人 1 套，不可混用，以免引起交叉感染。

第三节　静脉输液

一、准备

（1）仪表：着装整洁，佩戴胸牌，洗手、戴口罩。

(2)用物:注射盘内放干棉球缸、一次性输液器、网套、止血带、橡皮小枕及一次性垫巾、弯盘、0.75%碘酊、棉签、胶布、启盖器、药液瓶外贴输液标签(上写患者姓名、床号、输液药品、剂量、用法、日期、时间、输液架)。

二、操作步骤

(1)根据医嘱备齐用物,携至床旁查对床号、姓名、剂量、用法、时间、药液瓶和面貌,并摇动药瓶对光检查。

(2)做好解释工作,询问大小便,备胶布。

(3)开启铝盖中心部分(如备物时加完药可省去)套网套,消毒瓶塞中心及瓶颈,挂于输液架上,检查输液器并打开,插入瓶塞至针头根部。

(4)排气,排液 3～5 mL 至弯盘内。

(5)选择血管、置小枕及垫巾,扎止血带、消毒皮肤,待干。

(6)再次查对床号、姓名、剂量、用法、时间、药液瓶和面貌。

(7)再次检查空气是否排尽,夹紧,穿刺时左手绷紧皮肤并用拇指固定静脉,见回血,松止血带及螺旋夹。

(8)胶布固定,干棉球遮盖针眼,调节滴速,开始 15 分钟应慢,无异常调节正常速度。

(9)交代注意事项,整理床单元及用物。

(10)爱护体贴患者,协助致舒适体位。

(11)洗手、消毒用物。

三、临床应用

(一)静脉输液注意事项

(1)严格执行无菌操作和查对制度。

(2)根据病情需要,有计划地安排轮流顺序,如需加入药物,应合理安排,以尽快达到输液目的,注意配伍禁忌。

(3)需长期输液者,要注意保护和合理使用静脉,一般从远端小静脉开始。

(4)输液前应排尽输液管及针头内空气,药液滴尽前要按需及时更换溶液瓶或拔针,严防造成空气栓塞。

(5)输液过程中应加强巡视,耐心听取患者的主诉,严密观察注射部位皮肤有无肿胀、针头有无脱出、阻塞或移位、针头和输液器衔接是否紧密、输液管有无扭曲受压、输液滴速是否适宜以及输液瓶内溶液量等,及时记录在输液卡或护理记录单上。

(6)需 24 小时连续输液者,应每天更换输液器。

(7)颈外静脉穿刺置管,如硅胶管内有回血,须及时用稀释肝素溶液冲注,以免硅胶管被血块堵塞;如遇输液不畅,须注意是否存在硅胶管弯曲或滑出血管外等情况。

(二)常见输液反应及防治

1.发热反应

(1)减慢滴注速度或停止输液,及时与医师联系。

(2)对症处理,寒战时适当增加盖被或用热水袋保暖,高热时给予物理降温。

(3)按医嘱给抗过敏药物或激素治疗。

(4)保留余液和输液器,必要时送检验室细菌培养。

(5)严格检查药液质量、输液用具的包装及灭菌有效期等,防止致热物质进入体内。

2.循环负荷过重(肺水肿)

(1)立即停止输液,及时与医师联系,积极配合抢救,安慰患者,使患者有安全感和信任感。

(2)为患者安置端坐位,使其两腿下垂,以减少静脉回流,减轻心脏负担。

(3)加压给氧,可使肺泡内压力增高,减少肺泡内毛细血管渗出液的产生;同时给予 20%～30%乙醇湿化吸氧,因乙醇能减低肺泡内泡沫的表面张力,使泡沫破裂消散,从而改善肺部气体交换,迅速缓解缺氧症状。

(4)按医嘱给予镇静药、扩血管药物和强心药如洋地黄等。

(5)必要时进行四肢轮流结扎,即用止血带或血压计袖带作适当加压,以阻断静脉血流,但动脉血流仍通畅。每隔 5～10 分钟轮流放松一侧肢体的止血带,可有效地减少静脉回心血量,待症状缓解后,逐步解除止血带。

(6)严格控制输液滴速和输液量,对心、肺疾病患者及老年、儿童尤应慎重。

3.静脉炎

(1)严格执行无菌操作,对血管壁有刺激性的药物应充分稀释后应用,并防止药物溢出血管外。同时,要有计划地更换注射部位,以保护静脉。

(2)患肢抬高并制动,局部用 95%乙醇或 50%硫酸镁行热湿敷。

(3)理疗。

(4)如合并感染,根据医嘱给予抗生素治疗。

4.空气栓塞

(1)立即停止输液,及时通知医师,积极配合抢救,安慰患者,以减轻恐惧感。

（2）立即为患者置左侧卧位和头低足高位（头低足高位在吸气时可增加胸内压力，以减少空气进入静脉；左侧位可使肺的位置低于右心室，气泡侧向上漂移到右心室，避开肺动脉口。由于心脏搏动将空气混成泡沫，分次小量进入肺动脉内）。

（3）氧气吸入。

（4）输液前排尽输液管内空气，输液过程中密切观察，加压输液或输血时应专人守护，以防止空气栓塞发生。

第四节 铺 床 法

病床是病室的主要设备，是患者睡眠与休息的必须用具。患者尤其是卧床患者与病床朝夕相伴，因此，床铺的清洁、平整和舒适，可使患者心情舒畅，增强治愈疾病的自信心，并可预防并发症的发生。

铺床总的要求为舒适、平整、安全、实用、节时、节力。常用的病床有以下 3 种。①钢丝床：有的可通过支起床头、床尾（二截或三截摇床）而调节体位，有的床脚下装有小轮，便于移动。②木板床：为骨科患者所用。③电动控制多功能床：患者可自己控制升降或改变体位。

病床及被服类规格要求包括以下几项。①一般病床：高 60 cm，长 200 cm，宽 90 cm。②床垫：长宽与床规格同，厚 9 cm。以棕丝制作垫芯为好，也可用橡胶泡沫，塑料泡沫作垫芯，垫面选帆布制作。③床褥：长宽同床垫，一般以棉花作褥芯，棉布作褥面。④棉胎：长 210 cm，宽 160 cm。⑤大单：长 250 cm，宽 180 cm。⑥被套：长 230 cm，宽 170 cm，尾端开口缝四对带。⑦枕芯：长 60 cm，宽 40 cm，内装木棉或高弹棉、锦纶丝绵，以棉布作枕面。⑧枕套：长 65 cm，宽 45 cm。⑨橡胶单：长 85 cm，宽 65 cm，两端各加白布 40 cm。⑩中单：长 85 cm，宽 170 cm。以上各类被服均以棉布制作。

一、备用床

（一）目的

铺备用床为准备接受新患者和保持病室整洁美观。

（二）用物准备

床、床垫、床褥、枕芯、棉胎或毛毯、大单、被套或衬单及罩单、枕套。

(三)操作方法

1.被套法

(1)将上述物品置于护理车上,推至床前。

(2)移开床旁桌,距床 20 cm,并移开床旁椅置床尾正中,距床 15 cm。

(3)将用物按铺床操作的顺序放于椅上。

(4)翻床垫:自床尾翻向床头或反之,上缘紧靠床头。床褥铺于床垫上。

(5)铺大单:取折叠好的大单放于床褥上,使中线与床的中线对齐,并展开拉平,先铺床头后铺床尾。①铺床头:一手托起床头的床垫,一手伸过床的中线将大单塞于床垫下,将大单边缘向上提起呈等边三角形,下半三角平整塞于床垫下,再将上半三角翻下塞于床垫下。②铺床尾:至床尾拉紧大单,一手托起床垫,一手握住大单,同法铺好床角。③铺中段:沿床沿边拉紧大单中部边沿,然后,双手掌心向上,将大单塞于床垫下。④至对侧:同法铺大单。

(6)套被套方法包括以下 2 种。①S 形式套被套法(图 1-2):被套正面向外使被套中线与床中线对齐,平铺于床上,开口端的被套上层倒转向上约 1/3。棉胎或毛毯竖向三折,再按 S 形横向三折。将折好的棉胎置于被套开口处,底边与被套开口边平齐。拉棉胎上边至被套封口处,并将竖折的棉胎两边展开与被套平齐(先近侧后对侧)。盖被上缘距床头 15 cm,至床尾逐层拉平盖被,系好带子。边缘向内折叠与床沿平齐,尾端掖于床垫下。同上法将另一侧盖被整理好。②卷筒式套被套法(图 1-3):被套正面向内平铺于床上,开口端向床尾,棉胎或毛毯平铺在被套上,上缘与被套封口边齐,将棉胎与被套上层一并由床尾卷至床头(也可由床头卷向床尾),自开口处翻转,拉平各层,系带,余同 S 形式。

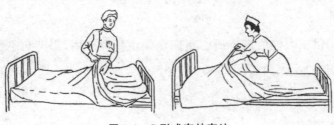

图 1-2　S 形式套被套法

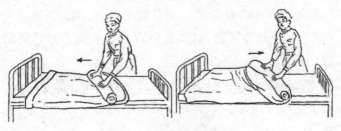

图 1-3　卷筒式套被套法

（7）套枕套：于椅上套枕套，使四角充实，系带子，平放于床头，开口背门。

（8）移回桌椅，检查床单，保持整洁。

2.被单法

（1）移开床旁桌、椅，翻转床垫、铺大单，同被套法。

（2）将反折的大单（衬单）铺于床上，上端反折 10 cm，与床头齐，床尾按铺大单法铺好床尾。

（3）棉胎或毛毯平铺于衬单上，上端距床头 15 cm，将床头衬单反折于棉胎或毛毯上，床尾同大单铺法。

（4）铺罩单，正面向上对准床中线，上端与床头齐，床尾处则折成斜 45°，沿床边垂下。转至对侧，先后将衬单、棉胎及罩单同上法铺好。

（5）余同被套法。

（四）注意事项

（1）铺床前先了解病室情况，若患者进餐或做无菌治疗时暂不铺床。

（2）铺床前要检查床各部分有无损坏，若有则修理后再用。

（3）操作中要使身体靠近床边，上身保持直立，两腿前后分开稍屈膝以扩大支持面增加身体稳定性，既省力又能适应不同方向操作。同时手和臂的动作要协调配合，尽量用连续动作，以节省体力消耗，并缩短铺床时间。

（4）铺床后应整理床单及周围环境，以保持病室整齐。

二、暂空床

（一）目的

铺暂空床供新入院的患者或暂离床活动的患者使用，保持病室整洁美观。

（二）用物准备

同备用床，必要时备橡胶中单、中单。

（三）操作方法

（1）将备用床的盖被四折叠于床尾。若被单式，在床头将罩单向下包过棉胎上端，再翻上衬单做 25 cm 的反折，包在棉胎及罩单外面。然后将罩单、棉胎、衬单一并四折，叠于床尾。

（2）根据病情需要铺橡胶中单、中单。中单上缘距床头 50 cm，中线与床中线对齐，床沿的下垂部分一并塞床垫下。至对侧同上法铺好。

三、麻醉床

(一)目的

(1)铺麻醉床便于接收和护理手术后患者。

(2)使患者安全、舒适,预防并发症。

(3)防止被褥污染并便于更换。

(二)用物准备

1.被服类

同备用床,另加橡胶中单、中单两条。弯盘、纱布数块、血压计、听诊器、护理记录单、笔。根据手术情况备麻醉护理盘或急救车上备麻醉护理用物。

2.麻醉护理盘用物

治疗巾内置张口器、压舌板、舌钳、牙垫、通气导管、治疗碗、镊子、输氧导管、吸痰导管、纱布数块。治疗巾外放电筒、胶布等。必要时备输液架,吸痰器、氧气筒、胃肠减压器等。天冷时无空调设备应备热水袋及布套各2只、毯子。

(三)操作方法

(1)拆去原有枕套、被套、大单等。

(2)按使用顺序备齐用物至床边,放于床尾。

(3)移开床旁桌椅等同备用床。

(4)同暂空床铺好一侧大单、中段橡胶中单、中单及上段橡胶中单、中单,上段中单与床头齐。转至对侧,按上法铺大单、橡胶中单、中单。

(5)铺盖被包括以下内容。①被套式:盖被头端两侧同备用床,尾端系带后向内或向上折叠与床尾齐,将向门口一侧的盖被三折叠于对侧床边。②被单式:头端铺法同暂空床,下端向上反折和床尾齐,两侧边缘向上反折同床沿齐,然后将盖被折叠于一侧床边。

(6)套枕套后将枕头横立于床头,以防患者躁动时头部碰撞床栏而受伤(图1-4)。

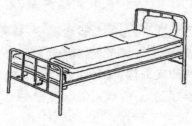

图1-4 麻醉床

(7)移回床旁桌,椅子放于接受患者对侧床尾。

(8)麻醉护理盘置于床旁桌上,其他用物放于妥善处。

(四)注意事项

(1)铺麻醉床时,必须更换各类清洁被服。

(2)床头一块橡胶中单、中单可根据病情和手术部位需要铺于床头或床尾。若下肢手术者将单铺于床尾,头胸部手术者铺于床头。全麻手术者为防止呕吐物污染床单则铺于床头。而一般手术者,可只铺床中部中单即可。

(3)患者的盖被根据医院条件增减。冬季必要时可置热水袋两只加布套,分别放于床中部及床尾的盖被内。

(4)输液架、胃肠减压器等物放于妥善处。

四、卧有患者床

(一)扫床法

1.目的

(1)使病床平整无皱褶,患者睡卧舒适,保持病室整洁美观。

(2)随扫床操作协助患者变换卧位,又可预防压疮及坠积性肺炎。

2.用物准备

护理车上置浸有消毒液的半湿扫床巾的盆,扫床巾每床1块。

3.操作方法

(1)备齐用物,推护理车至患者床旁,向患者解释,以取得合作。

(2)移开床旁桌椅,半卧位患者,若病情许可,暂将床头、床尾支架放平,以便操作。若床垫已下滑,须上移与床头齐。

(3)松开床尾盖被,助患者翻身侧卧背向护士,枕头随患者翻身移向对侧。松开近侧各层被单,取扫床巾分别扫净中单、橡胶中单后搭在患者身上。然后自床头至床尾扫净大单上碎屑,注意枕下及患者身下部分各层应彻底扫净,最后将各单逐层拉平铺好。

(4)助患者翻身侧卧于扫净一侧,枕头也随之移向近侧。转至对侧,以上法逐层扫净拉平铺好。

(5)助患者平卧,整理盖被,将棉胎与被套拉平,掖成被筒,为患者盖好。

(6)取出枕头,揉松,放于患者头下,支起床上支架。

(7)移回床旁桌椅,整理床单位,保持病室整洁美观,向患者致谢意。

(8)清理用物,归回原处。

(二)更换床单法

1.目的

(1)使病床平整无皱褶,患者睡卧舒适,保持病室整洁美观。

（2）随扫床操作协助患者变换卧位，又可预防压疮及坠积性肺炎。

2.用物准备

清洁的大单、中单、被套、枕套，需要时备患者衣裤。护理车上置浸有消毒液的半湿扫床巾的盆，扫床巾每床1块。

3.操作方法

（1）适用于卧床不起，病情允许翻身者（图1-5）。①备齐用物推护理车至患者床旁，向患者解释，以取得合作。移开床旁桌椅，半卧位患者，若病情许可，暂将床头、床尾支架放平，以便操作。若床垫已下滑，须上移与床头齐。清洁的被服按更换顺序放于床尾椅上。②松开床尾盖被，助患者侧卧，背向护士，枕头随之移向对侧。③松开近侧各单，将中单卷入患者身下，用扫床巾扫净橡胶中单上的碎屑，搭在患者身上再将大单卷入患者身下，扫净床上碎屑。④取清洁大单，使中线与床中线对齐。将对侧半幅卷紧塞于患者身近侧，半幅自床头、床尾、中部先后展平拉紧铺好，放下橡胶中单，铺上中单（另一半卷紧塞于患者身下），两层一并塞入床垫下铺平。移枕头并助患者翻身面向护士。转至对侧，松开各单，将中单卷至床尾大单上，扫净橡胶中单上的碎屑后搭于患者身上，然后将污大单从床头卷至床尾与污中单一并丢入护理车污衣袋或护理车下层。⑤扫净床上碎屑，依次将清洁大单、橡胶中单、中单逐层拉平，同上法铺好。助患者平卧。⑥解开污被套尾端带子，取出棉胎盖在污被套上，并展平。将清洁被套铺于棉胎上（反面在外），两手伸入清洁被套内，抓住棉胎上端两角，翻转清洁被套，整理床头棉被，一手抓棉被下端，一手将清洁被套往下拉平，同时顺手将污棉套撤出放入护理车污衣袋或护理车下层。棉被上端可压在枕下或请患者抓住，然后至床尾逐层拉平后系好带子，掖成被筒为患者盖好。⑦一手托起头颈部，一手迅速取出枕头，更换枕套，助患者枕好枕头。⑧清理用物，归回原处。

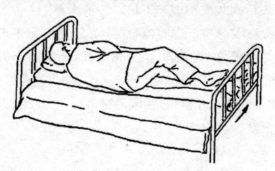

图1-5　卧有允许翻身患者床换单法

（2）适用于病情不允许翻身的侧卧患者（图 1-6）。①备齐用物推护理车至患者床旁，向患者解释，以取得合作。移开床旁桌椅，半卧位患者，若病情许可，暂将床头、床尾支架放平，以便操作。若床垫已下滑，需上移与床头齐。清洁的被服按更换顺序放于床尾椅上。②2 人操作。一人一手托起患者头颈部，另一人一手迅速取出枕头，放于床尾椅上。松开床尾盖被，大单、中单及橡胶中单。从床头将大单横卷成筒式至肩部。③将清洁大单横卷成筒式铺于床头，大单中线与床中线对齐，铺好床头大单。一人抬起患者上半身（骨科患者可利用牵引架上拉手，自己抬起身躯），将污大单、橡胶中单、中单一起从床头卷至患者臀下，同时另一人将清洁大单也随着污单拉至臀部。④放下上半身，一人托起臀部，一人迅速撤出污单，同时将清洁大单拉至床尾，橡胶中单放在床尾椅背上，污单丢入护理车污衣袋或护理车下层，展平大单铺好。⑤一人套枕套为患者枕好。一人备橡胶中单、中单，并先铺好一侧，余半幅塞患者身下至对侧，另一人展平铺好。⑥更换被套、枕套同方法一，两人合作更换。

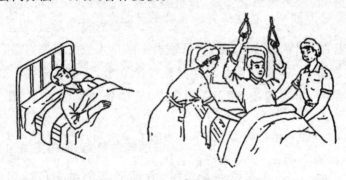

图 1-6　卧有不允许翻身患者床换单法

（3）盖被为被单式更换衬单和罩单的方法：①将床头污衬单反折部分翻至被下，取下污罩单丢入污衣袋或护理车下层。②铺大单（衬单）于棉胎上，反面向上，上端反折 10 cm，与床头齐。③将棉胎在衬单下由床尾退出，铺于衬单上，上端距床头 15 cm。④铺罩单，正面向上，对准中线，上端和床头齐。⑤在床头将罩单向下包过棉胎上端，再翻上衬单做 25 cm 的反折，包在棉胎和罩单的外面。⑥盖被上缘压于枕下或请患者抓住，在床尾撤出衬单，并逐层拉平铺好床尾，注意松紧，以防压迫足趾。

4.注意事项

（1）更换床单或扫床前，应先评估患者及病室环境是否适宜操作。需要时应关闭门窗。

（2）更换床单时注意保暖,动作敏捷,勿过多翻动和暴露患者,以免患者过劳和受凉。

（3）操作时要随时注意观察病情。

（4）患者若有输液管或引流管,更换床单时可从无管一侧开始,操作较为方便。

（5）撤下的污单切勿丢在地上或他人床上。

第二章

呼吸内科护理

第一节 急性呼吸窘迫综合征

急性呼吸窘迫综合征（acute respiratory distress syndrome, ARDS）是指严重感染、创伤、休克等非心源性疾病过程中，肺毛细血管内皮细胞和肺泡上皮细胞损伤造成弥漫性肺间质及肺泡水肿，导致的急性低氧性呼吸功能不全或衰竭，属于急性肺损伤（acute lung injury, ALI）的严重阶段。以肺容积减少、肺顺应性降低、严重的通气/血流比例失调为病理生理特征。临床上表现为进行性低氧血症和呼吸窘迫，肺部影像学表现为非均一性的渗出性病变。本病起病急、进展快、死亡率高。

ALI 和 ARDS 是同一疾病过程中的两个不同阶段，ALI 代表早期和病情相对较轻的阶段，而 ARDS 代表后期病情较为严重的阶段。发生 ARDS 时患者必然经历过 ALI，但并非所有的 ALI 都要发展为 ARDS。引起 ALI 和 ARDS 的原因和危险因素很多，根据肺部直接和间接损伤对危险因素进行分类，可分为肺内因素和肺外因素。肺内因素是指致病因素对肺的直接损伤，包括：①化学性因素，如吸入毒气、烟尘、胃内容物及氧中毒等。②物理性因素，如肺挫伤、放射性损伤等。③生物性因素，如重症肺炎。肺外因素是指致病因素通过神经体液因素间接引起肺损伤，包括严重休克、感染中毒症、严重非胸部创伤、大面积烧伤、大量输血、急性胰腺炎、药物或麻醉品中毒等。ALI 和 ARDS 的发生机制非常复杂，目前尚不完全清楚。多数学者认为，ALI 和 ARDS 是由多种炎性细胞、细胞因子和炎性介质共同参与引起的广泛肺毛细血管急性炎症性损伤过程。

一、临床特点

ARDS 的临床表现可以有很大差别，取决于潜在疾病和受累器官的数目和类型。

(一)症状体征

(1)发病迅速:ARDS多发病迅速,通常在发病因素攻击(如严重创伤、休克、败血症、误吸)后12～48小时发病,偶尔有长达5天者。

(2)呼吸窘迫:是ARDS最常见的症状,主要表现为气急和呼吸频率增快,呼吸频率大多在25～50/分钟。其严重程度与基础呼吸频率和肺损伤的严重程度有关。

(3)咳嗽、咳痰、烦躁和神志变化:ARDS可有不同程度的咳嗽、咳痰,可咳出典型的血水样痰,可出现烦躁、神志恍惚。

(4)发绀:是未经治疗ARDS的常见体征。

(5)ARDS患者也常出现呼吸类型的改变,主要为呼吸浅快或潮气量的变化。病变越严重,这一改变越明显,甚至伴有吸气时鼻煽及三凹征。在早期自主呼吸能力强时,常表现为深快呼吸,当呼吸肌疲劳后,则表现为浅快呼吸。

(6)早期可无异常体征,或仅有少许湿啰音;后期多有水泡音,亦可出现管状呼吸音。

(二)影像学表现

1.胸部 X 线片

早期病变以间质性为主,胸部X线片常无明显异常或仅见血管纹理增多,边缘模糊,双肺散在分布的小斑片状阴影。随着病情进展,上述的斑片状阴影进一步扩展,融合成大片状,或两肺均匀一致增加的毛玻璃样改变,伴有支气管充气征,心脏边缘不清或消失,称为"白肺"。

2.胸部 CT

与X线胸片相比,胸部CT尤其是高分辨CT(HRCT)可更为清晰地显示出肺部病变分布、范围和形态,为早期诊断提供帮助。由于肺毛细血管膜通透性一致性增高,引起血管内液体渗出,两肺斑片状阴影呈现重力依赖性现象,还可出现变换体位后的重力依赖性变化。在CT上表现为病变分布不均匀:①非重力依赖区(仰卧时主要在前胸部)正常或接近正常。②前部和中间区域呈毛玻璃样阴影。③重力依赖区呈现实变影。这些提示肺实质的实变出现在受重力影响最明显的区域。无肺泡毛细血管膜损伤时,两肺斑片状阴影均匀分布,既不出现重力依赖现象,也无变换体位后的重力依赖性变化。这一特点有助于与感染性疾病鉴别。

(三)实验室检查

1.动脉血气分析

$PaO_2 < 8.0$ kPa(60 mmHg),有进行性下降趋势,在早期 $PaCO_2$ 多不升高,甚至可因过度通气而低于正常;早期多为单纯呼吸性碱中毒;随病情进展可合并代谢性酸中毒,晚期可出现呼吸性酸中毒。氧合指数较动脉氧分压更能反映吸氧时呼吸功能的障碍,而且与肺内分流量有良好的相关性,计算简便。氧合指数参照范围为 $53.3 \sim 66.7$ kPa($400 \sim 500$ mmHg),在 ALI 时 $\leqslant 40.0$ kPa(300 mmHg),ARDS 时 $\leqslant 26.7$ kPa(200 mmHg)。

2.血流动力学监测

通过漂浮导管,可同时测定并计算肺动脉压(PAP)、肺动脉楔压(PAWP)等,不仅对诊断、鉴别诊断有价值,而且对机械通气治疗亦为重要的监测指标。肺动脉楔压一般 < 1.6 kPa(12 mmHg),若 > 2.4 kPa(18 mmHg),则支持左侧心力衰竭的诊断。

3.肺功能检查

ARDS 发生后呼吸力学发生明显改变,包括肺顺应性降低和气道阻力增高,肺无效腔/潮气量是不断增加的,肺无效腔/潮气量增加是早期 ARDS 的一种特征。

二、诊断及鉴别诊断

1999 年,中华医学会呼吸病学分会制订的诊断标准如下。

(1)有 ALI 和/或 ARDS 的高危因素。

(2)急性起病、呼吸频数和/或呼吸窘迫。

(3)低氧血症:ALI 时氧合指数 $\leqslant 40.0$ kPa(300 mmHg);ARDS 时氧合指数 $\leqslant 26.7$ kPa(200 mmHg)。

(4)胸部 X 线检查显示两肺浸润阴影。

(5)肺动脉楔压 $\leqslant 2.4$ kPa(18 mmHg)或临床上能除外心源性肺水肿。

符合以上 5 项条件者,可以诊断 ALI 或 ARDS。必须指出,ARDS 的诊断标准并不具有特异性,诊断时必须排除大片肺不张、自发性气胸、重症肺炎、急性肺栓塞和心源性肺水肿(表 2-1)。

三、急症处理

ARDS 是呼吸系统的一个急症,必须在严密监护下进行合理治疗。治疗目标是改善肺的氧合功能,纠正缺氧,维护脏器功能和防治并发症。治疗措施如下。

表 2-1 ARDS 与心源性肺水肿的鉴别

类别	ARDS	心源性肺水肿
特点	高渗透性	高静水压
病史	创伤、感染等	心脏疾病
双肺浸润阴影	＋	＋
重力依赖性分布现象	＋	＋
发热	＋	可能
白细胞增多	＋	可能
胸腔积液	－	＋
吸纯氧后分流	较高	可较高
肺动脉楔压	正常	高
肺泡液体蛋白	高	低

（一）氧疗

应采取一切有效措施尽快提高 PaO_2，纠正缺氧。可给高浓度吸氧，使 PaO_2 ≥8.0 kPa（60 mmHg）或 SaO_2≥90％。轻症患者可使用面罩给氧，但多数患者需采用机械通气。

（二）去除病因

病因治疗在 ARDS 的防治中占有重要地位，主要是针对涉及的基础疾病。感染是 ALI 和 ARDS 常见原因也是首位高危因素，而 ALI 和 ARDS 又易并发感染。如果 ARDS 的基础疾病是脓毒症，除了清除感染灶外，还应选择敏感抗生素，同时收集痰液或血液标本分离培养病原菌和进行药敏试验，指导下一步抗生素的选择。一旦建立人工气道并进行机械通气，即应给予广谱抗生素，以预防呼吸道感染。

（三）机械通气

机械通气是最重要的支持手段。如果没有机械通气，许多 ARDS 患者会因呼吸衰竭在数小时至数天内死亡。机械通气的指征目前尚无统一标准，多数学者认为一旦诊断为 ARDS，就应进行机械通气。在 ALI 阶段可试用无创正压通气，使用无创机械通气治疗时应严密监测患者的生命体征及治疗反应。神志不清、休克、气道自洁能力障碍的 ALI 和 ARDS 患者不宜应用无创机械通气。如无创机械通气治疗无效或病情继续加重，应尽快建立人工气道，行有创机械通气。

为了防止肺泡萎陷,保持肺泡开放,改善氧合功能,避免机械通气所致的肺损伤,目前常采用肺保护性通气策略,主要措施包括以下两方面。

1.呼气末正压

适当加用呼气末正压可使呼气末肺泡内压增大,肺泡保持开放状态,从而达到防止肺泡萎陷,减轻肺泡水肿,改善氧合功能和提高肺顺应性的目的。应用呼气末正压应首先保证有效循环血容量足够,以免因胸内正压增加而降低心排血量,而减少实际的组织氧运输;呼气末正压先从低水平 0.29～0.49 kPa(3～5 cmH$_2$O)开始,逐渐增加,直到 PaO$_2$＞8.0 kPa(60 mmHg)、SaO$_2$＞90％时的呼气末正压水平,一般呼气末正压水平为 0.49～1.76 kPa(5～18 cmH$_2$O)。

2.小潮气量通气和允许性高碳酸血症

ARDS 患者采用小潮气量(6～8 mL/kg)通气,使吸气平台压控制在 2.94～34.3 kPa(30～35 cmH$_2$O)以下,可有效防止因肺泡过度充气而引起的肺损伤。为保证小潮气量通气的进行,可允许一定程度的 CO$_2$ 潴留[PaCO$_2$ 一般不宜高于 10.7～13.3 kPa(80～100 mmHg)]和呼吸性酸中毒(pH7.25～7.30)。

(四)控制液体入量

在维持血压稳定的前提下,适当限制液体入量,配合利尿药,使出入量保持轻度负平衡(每天 500 mL 左右),使肺脏处于相对"干燥"状态,有利于肺水肿的消除。液体管理的目标是在最低[0.7～1.1 kPa(5～8 mmHg)]的肺动脉楔压下维持足够的心排血量及氧运输量。在早期可给予高渗晶体液,一般不推荐使用胶体液。存在低蛋白血症的 ARDS 患者,可通过补充清蛋白等胶体溶液和应用利尿药,有助于实现液体负平衡,并改善氧合。若限液后血压偏低,可使用多巴胺和多巴酚丁胺等血管活性药物。

(五)加强营养支持

营养支持的目的在于不但纠正现有的患者的营养不良,还应预防患者营养不良的恶化。营养支持可经胃肠道或胃肠外途径实施。如有可能应尽早经胃肠补充部分营养,不但可以减少补液量,而且可获得经胃肠营养的有益效果。

(六)加强护理、防治并发症

有条件时应在 ICU 中动态监测患者的呼吸、心律、血压、尿量及动脉血气分析等,及时纠正酸碱失衡和电解质紊乱。注意预防呼吸机相关性肺炎的发生,尽量缩短病程和机械通气时间,加强物理治疗,包括体位、翻身、拍背、排痰和气道湿化等。积极防治应激性溃疡和多器官功能障碍综合征。

(七)其他治疗

糖皮质激素、肺泡表面活性物质替代治疗、吸入一氧化氮在 ALI 和 ARDS 的治疗中可能有一定价值,但疗效尚不肯定。不推荐常规应用糖皮质激素预防和治疗 ARDS。糖皮质激素既不能预防 ARDS 的发生,对早期 ARDS 也没有治疗作用。ARDS 发病>14 天应用糖皮质激素会明显增加病死率。感染性休克并发 ARDS 的患者,如合并肾上腺皮质功能不全,可考虑应用替代剂量的糖皮质激素。肺表面活性物质,有助于改善氧合,但是还不能将其作为 ARDS 的常规治疗手段。

四、急救护理

在救治 ARDS 过程中,精心护理是抢救成功的重要环节。护士应做到及早发现病情,迅速协助医师采取有力的抢救措施。密切观察患者生命体征,做好各项记录,准确完成各种治疗,备齐抢救器械和药品,防止机械通气和气管切开的并发症。

(一)护理目标

(1)及早发现 ARDS 的迹象,及早有效地协助抢救。维持生命体征稳定,挽救患者生命。

(2)做好人工气道的管理,维持患者最佳气体交换,改善低氧血症,减少机械通气并发症。

(3)采取俯卧位通气护理,缓解肺部压迫,改善心脏的灌注。

(4)积极预防感染等各种并发症,提高救治成功率。

(5)加强基础护理,增加患者舒适感。

(6)减轻患者心理不适,使其合作、平静。

(二)护理措施

(1)及早发现病情变化:ARDS 通常在疾病或严重损伤的最初 24～48 小时后发生。首先出现呼吸困难,通常呼吸浅快。吸气时可存在肋间隙和胸骨上窝凹陷。皮肤可出现发绀和斑纹,吸氧不能使之改善。

护士发现上述情况要高度警惕,及时报告医师,进行动脉血气和胸部 X 线等相关检查。一旦诊断考虑 ARDS,立即积极治疗。若没有机械通气的相应措施,应尽早转至有条件的医院。患者转运过程中应有专职医师和护士陪同,并准备必要的抢救设备,氧气必不可少。若有行机械通气治疗的指征,可以先行气管插管后转运。

(2)迅速连接监测仪,密切监护心率、心律、血压等生命体征,尤其是呼吸的频率、节律、深度及血氧饱和度等。观察患者意识、发绀情况、末梢温度等。注意有无呕血、黑粪等消化道出血的表现。

(3)氧疗和机械通气的护理治疗:ARDS 最紧迫问题在于纠正顽固性低氧,改善呼吸困难,为治疗基础疾病赢得时间。需要对患者实施氧疗甚至机械通气。

严密监测患者呼吸情况及缺氧症状。若单纯面罩吸氧不能维持满意的血氧饱和度,应予辅助通气。首先可尝试采用经面罩持续气道正压吸氧等无创通气,但大多需要机械通气吸入氧气。遵医嘱给予高浓度氧气吸入或使用呼气末正压呼吸(positive end expiratory pressure,PEEP)并根据动脉血气分析值的变化调节氧浓度。

使用 PEEP 时应严密观察,防止患者出现气压伤。PEEP 是在呼气终末时给予气道以一恒定正压使之不能回复到大气压的水平。可以增加肺泡内压和功能残气量改善氧合,防止呼气使肺泡萎陷,增加气体分布和交换,减少肺内分流,从而提高 PaO_2。由于 PEEP 使胸腔内压升高,静脉回流受阻,致心搏减少,血压下降,严重时可引起循环衰竭,另外正压过高,肺泡过度膨胀、破裂有导致气胸的危险。所以在监护过程中,注意 PEEP 观察有无心率增快、突然胸痛、呼吸困难加重等相关症状,发现异常立即调节 PEEP 压力并报告医师处理。

帮助患者采取有利于呼吸的体位,如端坐位或高枕卧位。

人工气道的管理有以下几方面。

1)妥善固定气管插管,观察气道是否通畅,定时对比听诊双肺呼吸音。经口插管者要固定好牙垫,防止阻塞气道。每班检查并记录导管刻度,观察有无脱出或误入一侧主支气管。套管固定松紧适宜,以能放入一指为准。

2)气囊充气适量:充气过少易产生漏气,充气过多可压迫气管黏膜导致气管食管瘘,可以采用最小漏气技术,用来减少并发症发生。方法:用 10 mL 注射器将气体缓慢注入,直至在喉及气管部位听不到漏气声,向外抽出气体每次 0.25～0.5 mL,至吸气压力到达峰值时出现少量漏气为止,再注入 0.25～0.5 mL 气体,此时气囊容积为最小封闭容积,气囊压力为最小封闭压力,记录注气量。观察呼吸机上气道峰压是否下降及患者能否发音说话,长期机械通气患者要观察气囊有无破损、漏气现象。

3)保持气道通畅:严格无菌操作,按需适时吸痰。过多反复抽吸会刺激黏膜,使分泌物增加。先吸气道再吸口、鼻腔,吸痰前给予充分气道湿化、翻身叩背、吸纯氧3分钟,吸痰管最大外径不超过气管导管内径的1/2,迅速插吸痰管至气管插管,感到阻力后撤回吸痰管1～2 cm,打开负压边后退边旋转吸痰管,吸痰时间不应超过15秒。吸痰后密切观察痰液的颜色、性状、量及患者心率、心律、血压和血氧饱和度的变化,一旦出现心律失常和呼吸窘迫,立即停止吸痰,给予吸氧。

4)用加温湿化器对吸入气体进行湿化,根据病情需要加入盐酸氨溴索、异丙托溴铵等,每天3次雾化吸入。湿化满意标准为痰液稀薄、无泡沫、不附壁能顺利吸出。

5)呼吸机使用过程中注意电源插头要牢固,不要与其他仪器共用一个插座;机器外部要保持清洁,上端不可放置液体;开机使用期间定时倒掉管道及集水瓶内的积水,集水瓶安装要牢固;定时检查管道是否漏气、有无打折、压缩机工作是否正常。

(4)维持有效循环,维持出入液量轻度负平衡。循环支持治疗的目的是恢复和提供充分的全身灌注,保证组织的灌流和氧供,促进受损组织的恢复。在能保持酸碱平衡和肾功能前提下达到最低水平的血管内容量。①护士应迅速帮助完成该治疗目标。选择大血管,建立2个以上的静脉通道,正确补液,改善循环血容量不足。②严格记录出入量、每小时尿量。出入量管理的目标是在保证血容量、血压稳定前提下,24小时出量超过入量1 000 mL,利于肺内水肿液的消退。充分补充血容量后,护士遵医嘱给予利尿剂,消除肺水肿。观察患者对治疗的反应。

(5)俯卧位通气护理:由仰卧位改变为俯卧位,可使75%ARDS患者的氧合改善。可能与血流重新分布,改善背侧肺泡的通气,使部分萎陷肺泡再膨胀达到"开放肺"的效果有关。随着通气/血流比例的改善进而改善了氧合。但存在血流动力学不稳定、颅内压增高、脊柱外伤、急性出血、骨科手术、近期腹部手术、妊娠等为禁忌实施俯卧位。①患者发病24～36小时后取俯卧位,翻身前给予纯氧吸入3分钟。预留足够的管路长度,注意防止气管插管过度牵拉致脱出。②为减少特殊体位给患者带来的不适,用软枕垫高头部15°～30°,嘱患者双手放在枕上,并在髋、膝、踝部放软枕,每1～2小时更换1次软枕的位置,每4小时更换1次体位,同时考虑患者的耐受程度。③注意血压变化,因俯卧位时支撑物放置不当,可使腹压增加,下腔静脉回流受阻而引起低血压,必要时在翻身前提高吸氧浓度。④注意安全、防坠床。

(6)预防感染的护理:①注意严格无菌操作,每天更换气管插管切口敷料,保持局部清洁干燥,预防或消除继发感染。②加强口腔及皮肤护理,以防护理不当而加重呼吸道感染及发生压疮。③密切观察体温变化,注意呼吸道分泌物的情况。

(7)心理护理,减轻恐惧,增加心理舒适度:①评估患者的焦虑程度,指导患者学会自我调整心理状态,调控不良情绪。主动向患者介绍环境,解释治疗原则,解释机械通气、监测及呼吸机的报警系统,尽量消除患者的紧张感。②耐心向患者解释病情,对患者提出的问题要给予明确、有效和积极的信息,消除心理紧张和顾虑。③护理患者时保持冷静和耐心,表现出自信和镇静。④如果患者由于呼吸困难或人工通气不能讲话,可提供纸笔或以手势与患者交流。⑤加强巡视,了解患者的需要,帮助患者解决问题。⑥帮助并指导患者及家属应用松弛疗法、按摩等。

(8)营养护理:ARDS 患者处于高代谢状态,应及时补充热量和高蛋白、高脂肪营养物质。能量的摄取既应满足代谢的需要,又应避免糖类的摄取过多,蛋白摄取量一般为每天 $1.2 \sim 1.5$ g/kg。

尽早采用肠内营养,协助患者取半卧位,充盈气囊,证实胃管在胃内后,用加温器和输液泵匀速泵入营养液。若有肠鸣音消失或胃潴留,暂停鼻饲,给予胃肠减压。一般留置 5~7 天后拔除,更换到对侧鼻孔,以减少鼻窦炎的发生。

(三)健康指导

在疾病的不同阶段,根据患者的文化程度做好有关知识的宣传和教育,让患者了解病情的变化过程。

(1)提供舒适安静的环境以利于患者休息,指导患者正确卧位休息,讲解由仰卧位改变为俯卧位的意义,尽可能减少特殊体位给患者带来的不适。

(2)向患者解释咳嗽、咳痰的重要性,指导患者掌握有效咳痰的方法,鼓励并协助患者咳嗽,排痰。

(3)指导患者自己观察病情变化,如有不适及时通知医护人员。

(4)嘱患者严格按医嘱用药,按时服药,不要随意增减药物剂量及种类。服药过程中,需密切观察患者用药后反应,以指导用药剂量。

(5)出院指导:指导患者出院后仍以休息为主,活动量要循序渐进,注意劳逸结合。此外,患者病后生活方式的改变需要家人的积极配合和支持,应指导患者家属给患者创造一个良好的身心休养环境。出院后 1 个月内来院复查 1~2 次,出现情况随时来院复查。

第二节 慢性肺源性心脏病

一、疾病概述

（一）概念

慢性肺源性心脏病（简称慢性肺心病）是由肺组织、肺血管或胸廓的慢性病变引起肺组织结构和/或功能异常，产生肺血管阻力增加，肺动脉压力增高，使右心室扩张和/或肥厚，伴或不伴右心衰竭的心脏病，并排除先天性心脏病和左心病变引起者。

（二）相关病理生理

由于肺功能和结构的不可逆性改变，发生反复的气道感染和低氧血症，导致一系列体液因子和肺血管的变化，使肺血管阻力增加，肺动脉血管的结构重塑，产生肺动脉高压。肺血管阻力增加的功能性因素：缺氧、高碳酸血症和呼吸性酸中毒使肺血管收缩、痉挛，其中缺氧是肺动脉高压形成最重要的因素。

肺循环阻力增加时，右心发挥其代偿功能，以克服肺动脉压升高的阻力而发生右心室肥厚。肺动脉高压早期，右心室尚能代偿，舒张末期压仍正常。随着病情的进展，特别是急性加重期，肺动脉压持续升高，超过右心室的代偿能力，右心失代偿，右心排血量下降，右心室收缩末期残留血量增加，舒张末压增高，促使右心室扩大和右心衰竭。

慢性肺心病除发现右心室改变外，也有少数可见左心室肥厚。由于缺氧、高碳酸血症、酸中毒、相对血流量增多等因素，使左心负荷加重。如病情进展，则可发生左心室肥厚，甚至导致左心衰竭。

（三）慢性肺源性心脏病的病因与诱因

1.病因

（1）支气管、肺疾病：以慢性阻塞性肺疾病（COPD）最为多见，占 80%～90%，其次为支气管哮喘、支气管扩张、重症肺结核、肺尘埃沉着症、结节病、间质性肺炎、过敏性肺泡炎、嗜酸性肉芽肿、药物相关性肺疾病等。

（2）胸廓运动障碍性疾病：较少见，严重的脊椎后凸、侧凸、脊椎结核、类风湿关节炎、胸膜广泛粘连及胸廓成形术后造成的严重胸廓或脊椎畸形，以及神经肌肉疾病如脊髓灰质炎,均可引起胸廓活动受限、肺受压、支气管扭曲或变形,导致肺功能受损。气道引流不畅,肺部反复感染,并发肺气肿或纤维化。

(3)肺血管疾病:慢性血栓栓塞性肺动脉高压、肺小动脉炎、累及肺动脉的过敏性肉芽肿病,以及原因不明的原发性肺动脉高压,均可引起肺血管阻力增加、肺动脉高压和右心室负荷加重,发展成慢性肺心病。

(4)其他:原发性肺泡通气不足及先天性口咽畸形、睡眠呼吸暂停低通气综合征等均可产生低氧血症,引起肺血管收缩,导致肺动脉高压,发展成慢性肺心病。

2.诱因

呼吸道感染,各种变应原、有害气体、粉尘吸入等。

(四)临床表现

本病发展缓慢,临床上除原有肺、胸疾病的各种症状和体征外,主要是逐步出现肺、心力衰竭以及其他器官损害的征象。按其功能的代偿期与失代偿期进行分述。

1.肺、心功能代偿期

(1)症状:咳嗽、咳痰、气促,活动后可有心悸、呼吸困难、乏力和劳动耐力下降。急性感染可使上述症状加重。少有胸痛或咯血。

(2)体征:可有不同程度的发绀和肺气肿体征。偶有干、湿啰音,心音遥远,$P_2 > A_2$,三尖瓣区可出现收缩期杂音或剑突下心脏搏动增强,提示有右心室肥厚。部分患者因肺气肿使胸膜腔内压升高,阻碍腔静脉回流,可有颈静脉充盈。此期肝界下移是膈下降所致。

2.肺、心功能失代偿期

(1)呼吸衰竭:①症状有呼吸困难加重,夜间为甚,常有头痛、失眠、食欲下降,但白天嗜睡,甚至出现表情淡漠、神志恍惚、谵妄等肺性脑病的表现。②体征有明显发绀、球结膜充血、水肿,严重时可有视网膜血管扩张、视盘水肿等颅内压升高的表现。腱反射减弱或消失,出现病理反射。因高碳酸血症可出现周围血管扩张的表现,如皮肤潮红、多汗。

(2)右心衰竭:①症状有气促更明显,心悸、食欲缺乏、腹胀、恶心等。②体征有发绀更明显,颈静脉怒张,心率增快,可出现心律失常,剑突下可闻及收缩期杂音,甚至出现舒张期杂音。肝大且有压痛,肝颈静脉回流征阳性,下肢水肿,重者可有腹水。少数患者可出现肺水肿及全心衰竭的体征。

3.并发症

(1)肺性脑病。

(2)酸碱失衡及电解质紊乱:可发生各种不同类型的酸碱失衡及电解质紊乱。

(3)心律失常:多表现为房性期前收缩及阵发性室上性心动过速,其中以紊乱性房性心动过速最具特征性。

(4)休克:慢性肺心病休克并不多见,一旦发生,预后不良。发生原因有严重感染、失血(多由上消化道出血所致)和严重心力衰竭或心律失常。

(5)弥散性血管内凝血(DIC)。

(五)辅助检查

1.X线检查

除肺、胸基础疾病及急性肺部感染的特征外,尚有肺动脉高压症,右心室增大征皆为诊断慢性肺心病的主要依据。个别患者心力衰竭控制后可见心影有所缩小。

2.心电图检查

主要表现有右心室肥大改变。

3.超声心动图检查

通过测定度右心室流出道,右心室内径、右心室前壁的厚度、右心室内径比值、右肺动脉内径或肺动脉干及右心房增大等指标,可诊断慢性肺心病。

4.血气分析

慢性肺心病肺功能失代偿期可出现低氧血症或合并高碳酸症,当 PaO_2 <8.0 kPa(60 mmHg)、$PaCO_2$>6.7 kPa(50 mmHg)时,表示有呼吸衰竭。

5.血液检查

红细胞及血红蛋白可升高。全血黏度及血浆黏度可增加,红细胞电泳时间常延长;合并感染时白细胞总数增高,中性粒细胞增加。部分患者血清学检查可有肾功能或肝功能改变;血清钾、钠、氯、钙、镁均可有变化。

6.其他

肺功能检查对早期或缓解期慢性肺心病患者有意义。痰细菌学检查对急性加重期慢性肺心病可以指导抗生素的选用。

(六)主要治疗原则

积极控制感染;通畅呼吸道,改善呼吸功能;纠正缺氧和二氧化碳潴留;控制呼吸和心力衰竭;以治肺为主,治心为辅;积极处理并发症。

(七)急性加重期的药物治疗

1.控制感染

参考痰菌培养及药敏试验选择抗生素。在还没有培养结果前,根据感染的环境及痰涂片革兰氏染色选用抗生素。社区获得性感染以革兰氏阳性菌占多数,医院感染则以革兰氏阴性菌为主。或选用二者兼顾的抗生素。常用的有青霉素类、氨基糖苷类、喹诺酮类及头孢菌素类抗感染药物,必须注意可能继发真菌感染。

2.控制心力衰竭

慢性肺心病心力衰竭的治疗与其他心脏病心力衰竭的治疗有其不同之处,因为慢性肺心病患者一般在积极控制感染、改善呼吸功能后心力衰竭便能得到改善,患者尿量增多,水肿消退,不需加用利尿药。但对治疗无效的重症患者,可适当选用利尿药、正性肌力药或扩血管药物。

(1)利尿药:原则上宜选用作用轻的利尿药,小剂量使用。利尿药应用后可出现低钾、低氯性碱中毒,痰液黏稠不易排痰和血液浓缩,应注意预防。

(2)正性肌力药:慢性肺心病患者由于慢性缺氧及感染,对洋地黄类药物的耐受性很低,疗效较差,且易发生心律失常。正性肌力药的剂量宜小,一般约为常规剂量的1/2或2/3,同时选用作用快、排泄快的洋地黄类药物,用药前应注意纠正缺氧,防治低钾血症,以免发生药物毒性反应。

(3)血管扩张药:钙通道阻滞剂、一氧化氮(NO)、川芎嗪等有一定的降低肺动脉压效果。

3.控制心律失常

一般经过治疗慢性肺心病的感染、缺氧后,心律失常可自行消失。如果持续存在可根据心律失常的类型选用药物。

4.抗凝治疗

应用普通肝素或低分子肝素防止肺微小动脉原位血栓形成。

二、护理评估

(一)一般评估

(1)生命体征(T、P、R、BP):急性加重期合并肺部感染患者体温可升高;心率加快或有心律失常;呼吸频率常达每分钟30～40次;脉压增大,或持续低血压提示患者可能并发休克、消化道出血或DIC。

（2）评估患者神志,有无白天嗜睡,甚至出现表情淡漠、神志恍惚、谵妄等肺性脑病的表现。

（3）评估咳嗽、咳痰、呼吸困难、发绀等,观察痰的量及性状。

（4）评估患者的营养状况,皮肤和黏膜,查看水肿部位及程度。

（二）身体评估

1.视诊

面部颜色、口唇有无发绀、有无球结膜充血、水肿、皮肤潮红、多汗(二氧化碳潴留、高碳酸血症的体征);颈静脉充盈情况:有无颈静脉怒张(右心衰竭的主要体征)。

2.触诊

（1）测量腹围:观察有无腹水征象;观察平卧时背部有无水肿出现(心源性水肿的特点先是出现在身体下垂部位)。

（2）肝脏肿大并有压痛,肝颈静脉回流征阳性。

（3）下肢有无凹陷性水肿情况(从踝内侧开始检查,逐渐向上),根据每天下肢水肿的部位记录情况与患尿量情况作动态的综合分析,判断水肿是否减轻,心力衰竭治疗是否有效。

3.叩诊

心界有无扩大。

4.听诊

肺部常可闻及湿啰音和哮鸣音;心尖部第一心音减弱,肺动脉瓣第二心音亢进;剑突下可闻及收缩期杂音,甚至出现舒张期杂音(结合病例综合考虑)。

（三）心理-社会评估

患者在疾病治疗过程中的心理反应与需求,家庭及社会支持情况,引导患者正确配合疾病的治疗与护理。

（四）辅助检查结果评估

1.血气分析

$PaO_2 < 8.0\ kPa(60\ mmHg)$, $PaCO_2 > 6.7\ kPa(50\ mmHg)$时,提示有呼吸衰竭。根据血 pH 情况,有无酸碱失衡,判断是哪一类型的酸碱失衡。

2.血常规检查

红细胞及血红蛋白可升高,提示全血黏度及血浆黏度可增加;白细胞总数增高,中性粒细胞增加提示合并感染。

33

3.电解质

肺心病急性加重期由于呼吸衰竭、心力衰竭可引起各种电解质紊乱。应用利尿剂后,其中低血钾和失盐性低钠综合征最为多见,所以需要结合出入量与生化检查结果综合做动态的分析。

4.痰细菌学检查

痰细菌学检查可指导抗生素的选用。

(五)肺心病治疗常用药效果的评估

1.应用强心剂评估要点

用药前后要评估患者血氧分压情况、电解质情况。注意纠正缺氧,防治低钾血症,以免发生药物毒性反应。

2.应用利尿剂评估要点

(1)准确记录患者出入量(尤其是尿量/24 小时),过度脱水引起血液浓缩、痰液黏稠不易排出等不良反应。

(2)血生化检查的结果:长期使用噻嗪类利尿剂有可能导致水、电解质紊乱,产生低钠、低氯和低钾血症。

三、主要护理诊断/问题

(一)气体交换受损

与肺血管阻力增高引起肺淤血、肺血管收缩导致肺血流量减少有关。

(二)清理呼吸道无效

与呼吸道感染、痰多黏稠有关。

(三)活动无耐力

与心肺功能减退有关。

(四)体液过多

与心排血量减少、肾血流灌注量减少有关。

(五)潜在并发症

肺性脑病。

四、护理措施

(一)急性期卧床休息

心肺衰竭时应绝对卧床休息,呼吸困难时取半坐卧位或高枕卧位;下肢水肿者应抬高下肢,恢复期适度活动,以能耐受为度。

(二)饮食

进食高热量、高蛋白、丰富维生素、易消化、无刺激的饮食,重者给予半流质或鼻饲饮食,水肿者,宜限制水和钠盐的摄入。

(三)给氧

持续低流量摄氧,使用呼吸机的患者按机械通气护理常规护理。

(四)保持呼吸道通畅

医护人员需指导和鼓励患者进行有效的咳嗽和排痰。

(五)严密观察生命体征、神志等病情变化

患者烦躁不安时,警惕呼吸衰竭,电解质紊乱,未建立人工气道者慎用镇静剂,以免诱发和加重肺性脑病。给予床栏,防坠床。

(六)水肿患者的护理

做好皮肤护理,预防皮肤完整性受损。

(七)心血管并发症护理

心力衰竭、呼吸衰竭、消化道出血者分别按其相应护理常规护理。

(八)给予心理疏导和支持

帮助患者克服多疑,敏感,依赖等心理。

(九)健康教育

1.疾病预防指导

由于慢性肺心病是各种原发肺胸疾病晚期的并发症,应对高危人群宣传教育,劝导戒烟,积极防治 COPD 等慢性支气管肺疾病,以降低发病率。指导腹式和缩唇式呼吸训练,改善通气。

2.疾病知识指导

使患者和家属了解疾病发生、发展过程,减少反复发作的次数。积极防治原发病,避免和防治可能导致病情急性加重的诱因,坚持家庭氧疗等。加强饮食营养,以保证机体康复的需要。病情缓解期应根据肺、心功能及体力情况进行适当的体育锻炼,如散步、气功、太极拳、腹式呼吸、缩唇呼吸等,改善呼吸功能,提高机体免疫功能。

3.就诊指标

(1)体温升高。

(2)呼吸困难加重。

(3)咳嗽剧烈、咳痰不畅。

(4)尿量减少、水肿明显。

(5)患者神志淡漠、嗜睡、躁动、口唇发绀加重等。

五、护理效果评估

(1)患者神志清楚、情绪稳定。

(2)患者自觉症状好转(咳嗽、咳痰、呼吸困难减轻、发绀好转)。

(3)患者体温正常、心率由快变慢,血压平稳。

(4)患者尿量增加、体重减轻、水肿减轻。

(5)患者血气分析、血常规检查、电解质检查均恢复至缓解期水平。

第三章

妇产科护理

第一节 经前紧张综合征

经前紧张综合征是指妇女在月经来潮前出现的一系列异常现象,如头痛、乳房胀痛、失眠、情绪不稳定、抑郁、焦虑、全身水肿等。严重时影响正常的生活和社会活动。

一、护理评估

(一)病史

经前紧张综合征常发生于 30～40 岁的妇女,年轻女性很少出现。症状在排卵后即开始,月经来潮前几天达高峰,经血出现后消失。

(二)身心状况

主要表现为紧张、烦躁易怒、抑郁、焦虑、失眠、注意力不集中、疲乏无力、头痛等。有些妇女出现手足及面部水肿、乳房胀痛,少数妇女因肠黏膜水肿而出现腹泻现象。

(三)检查

盆腔检查及实验室检查均属正常。

二、护理诊断

(一)焦虑

其与一系列精神症状及不被人理解有关。

(二)体液过多

其与水、钠潴留有关。

三、护理目标

让患者正确认识经前紧张综合征,以减轻症状。

四、护理措施

(1)进行关于经前紧张综合征的有关知识的教育和指导,避免经前过度紧张,注意休息和充足的睡眠。

(2)帮助患者适当控制食盐和水的摄入。

(3)给患者服用适当的镇静剂如安定,也可服用谷维素来控制神经和精神症状,还可服用适当的利尿剂减轻水肿,以改善头痛等不适。

(4)遵医嘱用孕激素或雄激素拮抗雌激素与醛固酮的作用。

五、评价

(1)患者能够了解经前紧张综合征的相关知识。

(2)患者症状减轻,自我控制能力增强。

第二节 盆腔炎性疾病

盆腔炎性疾病(PID)是指女性上生殖道的一组炎性疾病,主要包括子宫内膜炎、输卵管炎、输卵管卵巢脓肿、盆腔腹膜炎。最常见的是输卵管炎及输卵管卵巢脓肿。

女性生殖系统具有比较完善的自然防御功能,当自然防御功能遭到破坏,或机体免疫力降低、内分泌发生变化或外源性病原体入侵而导致子宫内膜、输卵管、卵巢、盆腔腹膜、盆腔结缔组织发生炎症。感染严重时,可累及周围器官和组织,当病原体毒性强、数量多、患者抵抗力低时,常发生败血症及脓毒血症,若未得到及时治疗可能发生盆腔炎性疾病后遗症。

一、护理评估

(一)健康史

(1)了解既往疾病史、用药史、月经史及药物过敏史。

(2)了解流产、分娩的时间、经过及处理。

(3)了解本次患病的起病时间、症状、疼痛性质、部位、有无全身症状。

(二)生理状况

1.症状

(1)轻者无症状或症状轻微不易被发现,常表现为持续性下腹痛,活动或性交后加重;发热、阴道分泌物增多等。

(2)重者可表现为寒战、高热、头痛、食欲减退;月经期发病者可表现为经量增多、经期延长;腹膜炎者出现消化道症状,如恶心、呕吐、腹胀等;若脓肿形成,可有下腹包块及局部刺激症状。

2.体征

(1)急性面容、体温升高、心率加快。

(2)下腹部压痛、反跳痛及肌紧张。

(3)检查见阴道充血;大量脓性臭味分泌物从宫颈口外流;穹隆有明显触痛;宫颈充血、水肿、举痛明显;子宫体增大有压痛且活动受限;一侧或双侧附件增厚,有包块,压痛。

3.辅助检查

(1)实验室检查:宫颈黏液脓性分泌物,或阴道分泌物0.9%氯化钠溶液湿片中见到大量白细胞;红细胞沉降率升高;血C反应蛋白升高;宫颈分泌物培养或革兰氏染色涂片淋病奈瑟菌阳性或沙眼衣原体阳性。

(2)阴道超声检查:显示输卵管增粗,输卵管积液,伴或不伴有盆腔积液、输卵管卵巢肿块。

(3)腹腔镜检查:输卵管表面明显充血;输卵管壁水肿;输卵管伞端或浆膜面有脓性渗透物。

(4)子宫内膜活组织检查证实子宫内膜炎。

(三)高危因素

1.年龄

盆腔炎性疾病高发年龄为15~25岁。

2.性活动及性卫生

初次性交年龄小、有多个性伴侣、性交过频以及性伴侣有性传播疾病;有使用不洁的月经垫、经期性交等。

3.下生殖道感染

性传播疾病,如淋病奈瑟菌性宫颈炎、衣原体性宫颈炎以及细菌性阴道病。

4.子宫腔内手术操作后感染

刮宫术、输卵管通液术、子宫输卵管造影术、宫腔镜检查、人工流产、放置宫内节育器等手术时,消毒不严格或术前适应证选择不当,导致感染。

5.邻近器官炎症直接蔓延

如阑尾炎、腹膜炎等蔓延至盆腔。

6.复发

盆腔炎性疾病再次发作。

(四)心理-社会因素

1.对健康问题的感受

是否存在因无明显症状或症状轻,而不重视致延误治疗。

2.对疾病的反应

是否由于慢性疾病过程长,患者思想压力大而产生焦虑、烦躁情绪;若病情严重,则担心预后,患者往往有恐惧、无助感。

3.家庭、社会及经济状况

是否存在因炎症反复发作,严重影响妇女生殖健康甚至导致不孕,且增加家庭与社会经济负担。

二、护理诊断

(一)疼痛

其与感染症状有关。

(二)体温过高

其与盆腔急性炎症有关。

(三)睡眠形态紊乱

其与疼痛或心理障碍有关。

(四)焦虑

其与病程长治疗效果不明显或不孕有关。

(五)知识缺乏

其与缺乏经期卫生知识有关。

三、护理措施

(一)症状护理

1.密切观察

分泌物增多,观察阴道分泌物颜色、性状、气味及量,选择合适的药液进行阴道冲洗。在不清楚阴道炎的种类时,不可滥用冲洗液,指导患者勤换会阴垫及内裤,保持外阴清洁干燥。

2.支持疗法

卧床休息,取半卧位,有利于脓液积聚于直肠子宫陷凹,使炎症局限;给高热量、高蛋白、高维生素饮食或半流质饮食,及时补充丢失的液体;对出现高热的患者,采取物理降温,出汗时及时更衣,保持身体清洁舒服;若患者腹胀严重,应行胃肠减压。

3.症状观察

密切监测生命体征,测体温、脉搏、呼吸、血压,每 4 小时 1 次;物理降温后30 分钟测体温,以观察降温效果。若患者突然出现腹痛加剧,寒战、高热、恶心、呕吐、腹胀,应立即报告医师,同时做好剖腹探查的准备。

(二)用药护理

1.门诊治疗

指导患者遵医嘱用药,了解用药方案并告知注意事项。常用方案:头孢西丁钠 2 g,单次肌内注射,同时口服丙磺舒 1 g,然后改为多西环素 100 mg,每天2 次,连服 14 天,可同时加服甲硝唑 400 mg,每天 2～3 次,连服 14 天;或选用其他第三代头孢菌素与多西环素、甲硝唑合用。

2.住院治疗

严格遵医嘱用药,了解用药方案并密切观察用药反应。

(1)头孢霉素类或头孢菌素类药物:头孢西丁钠 2 g,静脉滴注,每 6 小时1 次。头孢替坦二钠 2 g,静脉滴注,每 12 小时 1 次。加多西环素 100 mg,每 12 小时1 次,静脉输注或口服。对不能耐受多西环素者,可用阿奇霉素替代,每次500 mg,每天 1 次,连用 3 天。对输卵管卵巢脓肿患者,可加用克林霉素或甲硝唑。

(2)克林霉素与氨基糖苷类药物联合方案:克林霉素 900 mg,每 8 小时 1 次,静脉滴注;庆大霉素先给予负荷量(2 mg/kg),然后予维持量(1.5 mg/kg),每8 小时 1 次,静脉滴注;临床症状、体征改善后继续静脉应用 24～48 小时,克林霉素改口服,每次 450 mg,1 天 4 次,连用 14 天;或多西环素 100 mg,每 12 小时1 次,连续用药 14 天。

3.观察药物疗效

若用药后 48～72 小时,体温持续不降,患者症状加重,应及时报告医师处理。

4.中药治疗

主要为活血化瘀、清热解毒药物。可遵医嘱指导服中药或用中药外敷腹部，若需进行中药保留灌肠，按保留灌肠操作规程完成。

(三)手术护理

1.药物治疗无效

经药物治疗48～72小时,体温持续不降,患者中毒症状加重或包块增大者。

2.脓肿持续存在

经药物治疗病情好转,继续控制炎症数天(2～3周),包块仍未消失但已局限化。

3.脓肿破裂

突然腹痛加剧、寒战、高热、恶心、呕吐、腹胀,检查腹部拒按或有中毒性休克表现。

(四)心理护理

(1)关心患者,倾听患者诉说,鼓励患者表达内心感受,通过与患者进行交流,建立良好的护患关系,尽可能满足患者的合理需求。

(2)加强疾病知识宣传,解除患者思想顾虑,增加其对治疗的信心。

(3)与家属沟通,指导家属关心患者,与患者及家属共同探讨适合个人的治疗方案,取得家人的理解和帮助,减轻患者心理压力。

四、健康指导

(一)讲解疾病知识

向患者讲解盆腔炎性疾病的疾病知识,告知及时就诊和规范治疗的重要性。

(二)个人卫生指导

保持会阴清洁做好经期、孕期及产褥期的卫生宣传。

(三)性生活指导及性伴侣治疗

注意性生活卫生,月经期禁止性交。

(四)饮食生活指导

给高热量、高蛋白、高维生素饮食,增加营养,积极锻炼身体,注意劳逸结合,不断提高机体抵抗力。

(五)随访指导

对于抗生素治疗的患者,应在72小时内随诊,明确有无体温下降、反跳痛减轻等临床症状改善。若无改善,需做进一步检查。对沙眼衣原体以及淋病奈瑟菌感染者,可在治疗后 4～6 周复查病原体。

五、注意事项

(一)倾听患者主诉

应仔细倾听患者主诉,全面了解患者疾病史,认真阅读治疗方案,制订相应的护理计划,配合完成相应治疗和处理。

(二)预防宣传

(1)注意性生活卫生,减少性传播疾病。

(2)及时治疗下生殖道感染。

(3)进行公共卫生教育,提高公民对生殖道感染的认识,明白预防感染的重要性。

(4)严格掌握妇科手术指征,做好术前准备,严格无菌操作,预防感染。

(5)及时治疗盆腔炎性疾病,防止后遗症发生。

第三节 过 期 妊 娠

平时月经周期规则,妊娠达到或超过 42 周(＞294 天)尚未分娩者,称为过期妊娠。其发生率占妊娠总数的 3％～15％。过期妊娠使胎儿窘迫、胎粪吸入综合征、过熟综合征、新生儿窒息、围生儿死亡、巨大儿,以及难产等不良结局发生率增高,并随妊娠期延长而增加。

一、病因

过期妊娠可能与下列因素有关。

(一)雌、孕激素比例失调

内源性前列腺素和雌二醇分泌不足而孕酮水平增高,导致孕激素优势.抑制前列腺素和缩宫素的作用,延迟分娩发动.导致过期妊娠。

(二)头盆不称

部分过期妊娠胎儿较大,导致头盆不称和胎位异常,使胎先露部不能紧贴子宫下段及宫颈内口,反射性子宫收缩减少,容易发生过期妊娠。

(三)胎儿畸形

如无脑儿,由于无下丘脑,垂体肾上腺轴发育不良或缺如,促肾上腺皮质激素产生不足,胎儿肾上腺皮质萎缩,使雌激素的前身物质 16α-羟基硫酸脱氢表雄酮不足,从而雌激素分泌减少;小而不规则的胎儿不能紧贴子宫下段及宫颈内口诱发宫缩,导致过期妊娠。

(四)遗传因素

某家族、某个体常反复发生过期妊娠,提示过期妊娠可能与遗传因素有关。胎盘硫酸酯酶缺乏症是一种罕见的伴性隐性遗传病,可导致过期妊娠。其发生机制是因胎盘缺乏硫酸酯酶,胎儿肾上腺与肝脏产生的 16α-羟基硫酸脱氢表雄酮不能脱去硫酸根转变为雌二醇及雌三醇,从而使血雌二醇及雌三醇明显减少,降低子宫对缩宫素的敏感性,使分娩难以启动。

二、临床表现

(一)胎盘

过期妊娠的胎盘病理有两种类型:一种是胎盘功能正常,除重量略有增加外。胎盘外观和镜检均与妊娠足月胎盘相似;另一种是胎盘功能减退,肉眼观察胎盘母体面呈片状或多灶性梗死及钙化,胎儿面及胎膜常被胎粪污染,呈黄绿色。

(二)羊水

正常妊娠 38 周后,羊水量随妊娠推延逐渐减少,妊娠 42 周后羊水减少迅速,约 30% 减至 300 mL 以下;羊水粪染率明显增高,是足月妊娠的 2~3 倍,若同时伴有羊水过少,羊水粪染率达 71%。

(三)胎儿

过期妊娠胎儿生长模式与胎盘功能有关,可分以下 3 种。

1.正常生长及巨大儿

胎盘功能正常者,能维持胎儿继续生长,约 25% 成为巨大儿,其中 1.4% 胎儿出生体重>4 500 g。

2.胎儿成熟障碍

10%~20% 过期妊娠并发胎儿成熟障碍。胎盘功能减退与胎盘血流灌注不足、胎儿缺氧及营养缺乏等有关。由于胎盘合成、代谢、运输及交换等功能障碍,胎儿不易再继续生长发育。临床分为3期:第Ⅰ期为过度成熟期,表现为胎脂消失、皮下脂肪减少、皮肤干燥松弛多皱褶,头发浓密,指(趾)甲长,身体瘦长,容貌似"小老人"。第Ⅱ期为胎儿缺氧期,肛门括约肌松弛,有胎粪排出,羊水及胎儿皮肤黄染,羊膜和脐带绿染,同胎儿患病率及围生儿死亡率最高。第Ⅲ期为胎儿全身因粪染历时较长广泛黄染,指(趾)甲和皮肤呈黄色,脐带和胎膜呈黄绿色,此期胎儿已经历和渡过第Ⅱ期危险阶段,其预后反较第Ⅱ期好。

3.胎儿生长受限

小样儿可与过期妊娠共存,后者更增加胎儿的危险性,约1/3过期妊娠死产儿为生长受限小样儿。

三、处理原则

应根据胎盘功能、胎儿大小、宫颈成熟度综合分析,以确诊过期妊娠,并选择恰当的分娩方式终止妊娠,在产程中密切观察羊水情况、胎心监护,出现胎儿窘迫征象,行剖宫产尽快结束分娩。

四、护理

(一)护理评估

1.病史

准确核实孕周,确定胎盘功能是否正常是关键。诊断过期妊娠之前必须准确核实孕周。

2.身心诊断

平时月经周期规则,妊娠达到或超过42周(>294天)未分娩者,可诊断为过期妊娠。由于孕妇结果的不可预知、恐惧、焦虑、猜测是过期妊娠孕妇常见的情绪反应。

3.诊断检查

实验室检查:①根据B型超声检查确定孕周,妊娠20周内,B型超声检查对确定孕周有重要意义。妊娠5~12周内以胎儿顶臀径推算孕周较准确,妊娠12~20周以内以胎儿双顶径、股骨长度推算预产期较好。②根据妊娠初期血、尿HCG增高的时间推算孕周。

(二)可能的护理诊断

1.有新生儿受伤的危险

与过期胎儿生长受限有关。

2.焦虑

与担心分娩方式、过期胎儿预后有关。

(三)预期目标

(1)新生儿不存在因护理不当而产生的并发症。

(2)患者能平静地面对事实,接受治疗和护理。

(四)护理措施

1.预防过期妊娠

(1)加强孕期宣教,使孕妇及家属认识过期妊娠的危害性。

(2)定期进行产前检查,适时结束妊娠。

2.加强监测,判断胎儿在宫内情况

(1)教会孕妇进行胎动计数:妊娠超过40周的孕妇,通过计数胎动进行自我监测尤为重要。胎动计数>30次/12小时为正常,<10次/12小时或逐日下降,超过50%,应视为胎盘功能减退,提示胎儿宫内缺氧。

(2)胎儿电子监护仪检测:无应激试验(NST)每周2次,胎动减少时应增加检测次数;住院后需每天1次监测胎心变化。NST无反应型需进一步做缩宫素激惹试验(OCT),若多次反复相互现胎心晚期减速,提示胎盘功能减退、胎儿明显缺氧。因NST存在较高假阳性率,需结合B型超声检查,估计胎儿安危。

3.终止妊娠应根据胎盘功能、胎儿大小、宫颈成熟度综合分析,选择恰当的分娩方式

(1)终止妊娠的指征:已确诊过期妊娠,严格掌握终止妊娠的指征。①宫颈条件成熟;②胎儿体重>4 000 g或胎儿生长受限;③12小时内胎动<10次或NST为无反应型,OCT可疑;④尿E/C比值持续低值;⑤羊水过少(羊水暗区<3 cm)和/或羊水粪染;⑥并发重度子痫前期或子痫。终止妊娠的方法应酌情而定。

(2)引产:宫颈条件成熟、Bishop评分>7分者,应予引产;胎头已衔接者,通常采用人工破膜,破膜时羊水多而清者,可静脉滴注缩宫素。在严密监视下经阴道分娩。对羊水Ⅱ度污染者,若阴道分娩,要求在胎肩娩出前用负压吸管或吸痰管吸净胎儿鼻咽部黏液。

(3)剖宫产:出现胎盘功能减退或胎儿窘迫征象,不论宫颈条件成熟与否,均应行剖宫产尽快结束分娩。过期妊娠时,胎儿虽有足够储备力,但临产后宫缩应激力的显著增加超过其储备力,出现隐性胎儿窘迫,对此应有足够认识。最好应用胎儿监护仪,及时发现问题,采取应急措施,适时选择剖宫产挽救胎儿。进入产程后。应鼓励产妇左侧卧位、吸氧。产程中最好连续监测胎心,注意羊水性状,必要时取胎儿头皮血测 pH,及早发现胎儿窘迫,并及时处理。过期妊娠时,常伴有胎儿窘迫、羊水粪染,分娩时应做相应准备。胎儿娩出后立即在直接喉镜指引下行气管插管吸出气管内容物,以减少胎粪吸入综合征的发生。过期儿患病率和死亡率均增高,应及时发现和处理新生儿窒息、脱水、低血容量及代谢性酸中毒等并发症。

(五)护理评价

(1)患者能积极配合医护措施。

(2)新生儿未发生窒息。

第四节　胎儿窘迫

胎儿窘迫是指孕妇、胎儿、胎盘等各种原因引起的胎儿宫内缺氧,影响胎儿健康甚至危及生命。胎儿窘迫是一种综合征,主要发生在临产过程,也可发生在妊娠后期。发生在临产过程者,可以是妊娠后期的延续和加重。

一、病因

胎儿窘迫的病因涉及多方面,可归纳为三大类。

(一)母体因素

妊娠妇女患有高血压疾病、慢性肾炎、妊娠高血压综合征、重度贫血、心脏病、肺源性心脏病、高热、吸烟、产前出血性疾病和创伤、急产或子宫不协调性收缩、缩宫素使用不当、产程延长、子宫过度膨胀、胎膜早破等;或者产妇长期仰卧位,镇静药、麻醉药使用不当等。

(二)胎儿因素

胎儿心血管系统功能障碍、胎儿畸形,如严重的先天性心血管疾病、母婴血型不合引起的胎儿溶血、胎儿贫血、胎儿宫内感染等。

(三)脐带、胎盘因素

脐带因素有长度异常、缠绕、打结、扭转、狭窄、血肿、帆状附着;胎盘因素有植入异常、形状异常、发育障碍、循环障碍等。

二、病理生理

胎儿窘迫的基本病理生理变化是缺血、缺氧引起的一系列变化。缺氧早期或者一过性缺氧时。机体主要通过减少胎盘和自身耗氧量代偿,胎儿则通过减少对肾与下肢血供等方式来保证心脑血流量,不产生严重的代偿障碍及器官损害。缺氧严重则可引起严重的并发症。缺氧初期通过自主神经反射兴奋交感神经,使肾上腺儿茶酚胺及皮质醇分泌增多,引起血压上升及心率加快。此时胎儿的大脑、肾上腺、心脏及胎盘血流增加,而肾、肺、消化系统等血流减少,出现羊水减少、胎儿发育迟缓等。若缺氧继续加重,则转为兴奋迷走神经,血管扩张,有效循环血量减少,主要器官的功能由于血流不能保证而受损,于是胎心率减慢。缺氧继续发展下去可引起严重的器官功能损害,尤其可以引起缺血缺氧性脑病甚至胎死宫内。此过程基本是低氧血症至缺氧,然后至代谢性酸中毒,主要表现为胎动减少、羊水少、胎心监护基线变异差、出现晚期减速甚至呼吸抑制。由于缺氧时肠蠕动加快,肛门括约肌松弛引起胎粪排出。此过程可以形成恶性循环,更加重母体及胎儿的危险。不同原因引起的胎儿窘迫表现过程可以不完全一致,所以应加强监护、积极评价、及时发现高危征象并积极处理。

三、临床表现

胎儿窘迫的主要表现为胎心音改变、胎动异常及羊水胎粪污染或羊水过少,严重者胎动消失。根据其临床表现,胎儿窘迫可以分为急性胎儿窘迫和慢性胎儿窘迫。急性胎儿窘迫多发生在分娩期,主要表现为胎心率加快或减慢;CST或者 OCT 等出现频繁的晚期减速或变异减速;羊水胎粪污染和胎儿头皮血 pH 下降,出现酸中毒。羊水胎粪污染可以分为 3 度:Ⅰ度羊水呈浅绿色;Ⅱ度羊水呈黄绿色,浑浊;Ⅲ度羊水呈棕黄色,稠厚。慢性胎儿窘迫发生在妊娠末期,常延续至临产并加重,主要表现为胎动减少或消失、NST 基线平直、胎儿发育受限、胎盘功能减退、羊水胎粪污染等。

四、处理原则

急性胎儿窘迫者,应积极寻找原因并给予及时纠正。若宫颈未完全扩张、胎儿窘迫情况不严重者,给予吸氧,嘱产妇左侧卧位,若胎心率变为正常,可继续观察;若宫口开全、胎先露部已达坐骨棘平面以下3 cm者,应尽快助产经阴道娩出胎儿;若因缩宫素使宫缩过强造成胎心率减慢者。应立即停止使用,继续观察,病情紧迫或经上述处理无效者立即剖宫产结束分娩。慢性胎儿窘迫者,应根据妊娠周、胎儿成熟度和窘迫程度决定处理方案。首先应指导妊娠妇女采取左侧卧位,间断吸氧,积极治疗各种并发症或并发症,密切监护病情变化。若无法改善,则应在促使胎儿成熟后迅速终止妊娠。

五、护理评估

(一)健康史

了解妊娠妇女的年龄、生育史、内科疾病史如高血压疾病、慢性肾炎、心脏病等;本次妊娠经过,如妊娠高血压综合征、胎膜早破、子宫过度膨胀(如羊水过多和多胎妊娠);分娩经过,如产程延长(特别是第二产程延长)、缩宫素使用不当。了解有无胎儿畸形、胎盘功能的情况。

(二)身心状况

胎儿窘迫时,妊娠妇女自感胎动增加或停止。在窘迫的早期可表现为胎动过频(每 24 小时＞20 次);若缺氧未纠正或加重,则胎动转弱且次数减少,进而消失。胎儿轻微或慢性缺氧时,胎心率加快(＞160 次/分);若长时间或严重缺氧。则会使胎心率减慢。若胎心率＜100 次/分则提示胎儿危险。胎儿窘迫时主要评估羊水量和性状。

孕产妇夫妇因为胎儿的生命遭遇危险而产生焦虑,对需要手术结束分娩产生犹豫、无助感。对于胎儿不幸死亡的孕产妇夫妇,其感情上受到强烈的创伤,通常会经历否认、愤怒、抑郁、接受的过程。

(三)辅助检查

1.胎盘功能检查

出现胎儿窘迫的妊娠妇女一般 24 小时尿 E_3 值急骤减少 30%～40%,或于妊娠末期连续多次测定在每 24 小时 10 mg 以下。

2.胎心监测

胎动时胎心率加速不明显,基线变异率＜3 次/分,出现晚期减速、变异减速等。

3.胎儿头皮血血气分析

胎儿头皮血 pH＜7.20。

六、护理诊断/诊断问题

(一)气体交换受损(胎儿)

与胎盘子宫的血流改变、血流中断(脐带受压)或血流速度减慢(子宫-胎盘功能不良)有关。

(二)焦虑

与胎儿宫内窘迫有关。

(三)预期性悲哀

与胎儿可能死亡有关。

七、预期目标

(1)胎儿情况改善,胎心率在 120～160 次/分。

(2)妊娠妇女能运用有效的应对机制控制焦虑。

(3)产妇能够接受胎儿死亡的现实。

八、护理措施

(1)妊娠妇女左侧卧位,间断吸氧。严密监测胎心变化,一般每 15 分钟听 1 次胎心或进行胎心监护,注意胎心变化。

(2)为手术者做好术前准备,如宫口开全、胎先露部已达坐骨棘平面以下 3 cm 者,应尽快阴道助产娩出胎儿。

(3)做好新生儿抢救和复苏的准备。

(4)心理护理:①向孕产妇提供相关信息,包括医疗措施的目的、操作过程、预期结果及孕产妇需做的配合;将真实情况告知孕产妇,有助于其减轻焦虑,也可帮助产妇面对现实。必要时陪伴产妇,对产妇的疑虑给予适当的解释。②对于胎儿不幸死亡的父母亲,护理人员可安排一个远离其他婴儿和产妇的单人房间,陪伴他们或安排家人陪伴他们,勿让其独处;鼓励其诉说悲伤,接纳其哭泣及抑郁的情绪,陪伴在旁提供支持及关怀;若他们愿意,护理人员可让他们看看死婴并同意他们为死产婴儿做一些事情,包括沐浴、更衣、命名、拍照或举行丧礼,但事先应向他们描述死婴的情况,使之有心理准备。解除"否认"的态度而进入下一个阶段,提供足印卡、床头卡等作为纪念,帮助他们使用适合自己的压力应对技巧和方法。

九、结果评价

(1)胎儿情况改善,胎心率在 120～160 次/分。

(2)妊娠妇女能运用有效的应对机制来控制焦虑,叙述心理和生理上的感受。

(3)产妇能够接受胎儿死亡的现实。

第四章

儿 科 护 理

第一节 小 儿 肺 炎

肺炎系指不同病原体或其他因素所致的肺部炎症,以发热、咳嗽、气促、呼吸困难和肺部固定湿啰音为共同临床表现,该病是儿科常见疾病中能威胁生命的疾病之一。据联合国儿童基金会统计,全世界每年有 350 万左右＜5 岁儿童死于肺炎,占＜5 岁儿童总病死率的 28％;我国每年＜5 岁儿童因肺炎死亡者约 35 万,占全世界儿童肺炎死亡数的 10％。因此积极采取措施,降低小儿肺炎的病死率,是 21 世纪世界儿童生存、保护和发展纲要规定的重要任务。

目前,小儿肺炎的分类尚未统一,常用方法有 4 种,各种肺炎可单独存在,也可两种同时存在。①病理分类:可分为支气管肺炎、大叶性肺炎、间质性肺炎等。②病因分类:感染性肺炎,如病毒性肺炎、细菌性肺炎、支原体肺炎、衣原体肺炎、真菌性肺炎、原虫性肺炎;非感染性肺炎,如吸入性肺炎、坠积性肺炎等。③病程分类:急性肺炎(病程＜1 个月),迁延性肺炎(病程 1～3 个月),慢性肺炎(病程＞3 个月)。④病情分类:轻症肺炎(主要为呼吸系统表现)、重症肺炎(除呼吸系统受累外,其他系统也受累,且全身中毒症状明显)。

临床上若病因明确,则按病因分类,否则按病理分类。

一、病因与发病机制

引起肺炎的主要病原体为病毒和细菌,病毒中最常见的为呼吸道合胞病毒,其次为腺病毒、流感病毒等;细菌中以肺炎链球菌多见,其他有葡萄球菌、链球菌、革兰氏阴性杆菌等。低出生体重、营养不良、维生素 D 缺乏性佝偻病、先天性心脏病等患儿易患本病,且病情严重,容易迁延不愈,病死率也较高。

病原体多由呼吸道入侵,也可经血行入肺,引起支气管、肺泡、肺间质炎症,支气管因黏膜水肿而管腔变窄,肺泡壁因充血水肿而增厚,肺泡腔内充满炎症渗出物,影响了通气和气体交换;同时由于小儿呼吸系统的特点,当炎症进一步加重时,可使支气管管腔更加狭窄,甚至阻塞,造成通气和换气功能障碍,导致低氧血症及高碳酸血症。为代偿缺氧,患儿呼吸与心率加快,出现鼻煽和三凹征,严重时可产生呼吸衰竭。由于病原体作用,重症常伴有毒血症,引起不同程度的感染中毒症状。缺氧、二氧化碳潴留及毒血症可导致循环系统、消化系统、神经系统的一系列症状以及水、电解质和酸碱平衡紊乱。

(一)循环系统

缺氧使肺小动脉反射性收缩,肺循环压力增高,形成肺动脉高压;同时病原体和毒素侵袭心肌,引起中毒性心肌炎。肺动脉高压和中毒性心肌炎均可诱发心力衰竭。重症患儿常出现微循环障碍、休克甚至弥散性血管内凝血。

(二)中枢神经系统

缺氧和高碳酸血症使脑血管扩张、血流减慢,血管通透性增加,致使颅内压增高。严重缺氧和脑供氧不足使脑细胞无氧代谢增加,造成乳酸堆积、ATP 生成减少和 Na-K 离子泵转运功能障碍,引起脑细胞内水、钠潴留,形成脑水肿。病原体毒素作用亦可引起脑水肿。

(三)消化系统

低氧血症和毒血症可引起胃黏膜糜烂、出血、上皮细胞坏死脱落等应激性反应,导致黏膜屏障功能破坏,使胃肠功能紊乱,严重者可引起中毒性肠麻痹和消化道出血。

(四)水、电解质和酸碱平衡紊乱

重症肺炎可出现混合性酸中毒,因为严重缺氧时体内需氧代谢障碍、酸性代谢产物增加,常可引起代谢性酸中毒;而二氧化碳潴留、H_2CO_3 增加又可导致呼吸性酸中毒。缺氧和二氧化碳潴留还可导致肾小动脉痉挛而引起水、钠潴留,重症者可造成稀释性低钠血症。

二、临床表现

(一)支气管肺炎

支气管肺炎为小儿最常见的肺炎。多见于 3 岁以下婴幼儿。

1.轻症

以呼吸系统症状为主,大多起病较急。主要表现为发热、咳嗽和气促。

(1)发热:热型不定,多为不规则热,新生儿或重度营养不良儿可不发热,甚至体温不升。

(2)咳嗽:较频,早期为刺激性干咳,以后有痰,新生儿则表现为口吐白沫。

(3)气促:多发生在发热、咳嗽之后,呼吸频率加快,每分钟可达 40~80 次,可有鼻煽、点头呼吸、三凹征、唇周发绀。肺部可听到较固定的中、细湿啰音,病灶较大者可出现肺实变体征。

2.重症

重症肺炎常有全身中毒症状及循环、神经、消化系统受累的临床表现。

(1)循环系统:常见心肌炎、心力衰竭及微循环障碍。心肌炎表现为面色苍白、心动过速、心音低钝、心律失常,心电图显示 ST 段下移和 T 波低平、倒置;心力衰竭表现为呼吸突然加快,>60 次/分;极度烦躁不安,明显发绀,面色发灰;心率增快,>180 次/分,心音低钝有奔马率;颈静脉怒张,肝脏迅速增大,尿少或无尿,颜面或下肢水肿等。

(2)神经系统:表现为烦躁或嗜睡,脑水肿时出现意识障碍、反复惊厥、前囟膨隆、脑膜刺激征等。

(3)消化系统:常有食欲缺乏、腹胀、呕吐、腹泻等;重症可引起中毒性肠麻痹和消化道出血,表现为严重腹胀、肠鸣音消失、便血等。

若延误诊断或病原体致病力强,可引起脓胸、脓气胸、肺大疱等并发症,多表现为体温持续不退,或退而复升,中毒症状或呼吸困难突然加重。

(二)几种不同病原体所致肺炎的特点

1.呼吸道合胞病毒性肺炎

其由呼吸道合胞病毒感染所致,多见于 2 岁以内婴幼儿,尤其以 2~6 个月婴儿多见。常于上呼吸道感染后 2~3 天出现干咳、低至中度发热,喘憋为突出表现,2~3 天后病情逐渐加重,出现呼吸困难和缺氧症状。肺部听诊可闻及多量哮鸣音、呼气性喘鸣,肺基底部可听到细湿啰音。喘憋严重时可合并心力衰竭、呼吸衰竭。临床上有两种类型。

(1)毛细支气管炎:有上述临床表现,但中毒症状不严重,当毛细支气管接近完全阻塞时,呼吸音可明显减低,胸部 X 线常显示不同程度的梗阻性肺气肿和支气管周围炎,有时可见小点片状阴影或肺不张。

(2)间质性肺炎:全身中毒症状较重,呼吸困难明显,肺部体征出现较早,胸部 X 线呈线条状或单条状阴影增深,或互相交叉成网状阴影,多伴有小点状致密阴影。

2.腺病毒性肺炎

此为腺病毒引起,在我国以 3、7 两型为主,11、12 型次之。本病多见于 6 个月到 2 岁的婴幼儿。起病急骤,呈稽留高热,全身中毒症状明显,咳嗽较剧,可出现喘憋、呼吸困难、发绀等。肺部体征出现较晚,常在发热 4～5 天后出现湿啰音,以后病变融合而呈现肺实变体征,少数患儿可并发渗出性胸膜炎。胸部 X 线改变的出现较肺部体征为早,可见大小不等的片状阴影或融合成大病灶,并多见肺气肿,病灶吸收较缓慢,需数周至数月。

3.葡萄球菌肺炎

这主要包括金黄色葡萄球菌及白色葡萄球菌所致的肺炎,多见于新生儿及婴幼儿。临床起病急,病情重,进展迅速;多呈弛张高热,婴儿可呈稽留热;中毒症状明显,面色苍白、咳嗽、呻吟、呼吸困难,皮肤常见一过性猩红热样或荨麻疹样皮疹,有时可找到化脓灶,如疖肿等。肺部体征出现较早,双肺可闻及中、细湿啰音,易并发脓胸、脓气胸等,可合并循环、神经及胃肠功能障碍。胸部 X 线常见浸润阴影,易变性是其特征。

4.流感嗜血杆菌肺炎

此类肺炎由流感嗜血杆菌引起。近年来,由于广泛使用广谱抗生素和免疫抑制剂,加上院内感染等因素,流感嗜血杆菌感染有上升趋势,多见于＜4 岁的小儿,常并发于流感病毒或葡萄球菌感染者。临床起病较缓,病情较重,全身中毒症状明显,有发热、痉挛性咳嗽、呼吸困难、鼻煽、三凹征、发绀等。体检肺部有湿啰音或肺实变体征,易并发脓胸、脑膜炎、败血症、心包炎、中耳炎等。胸部 X 线表现多种多样。

5.肺炎支原体肺炎

本型肺炎由肺炎支原体引起,多见于年长儿,婴幼儿发病率也较高。以刺激性咳嗽为突出表现,有的酷似百日咳样咳嗽,咯出黏稠痰,甚至带血丝;常有发热,热程 1～3 周。年长儿可伴有咽痛、胸闷、胸痛等症状,肺部体征不明显,常仅有呼吸音粗糙,少数闻及干湿啰音。婴幼儿起病急,呼吸困难、喘憋和双肺哮鸣音较突出。部分患儿出现全身多系统的临床表现,如心肌炎、心包炎、溶血性贫血、脑膜炎等。胸部 X 线检查可分为 4 种改变:①肺门阴影增浓。②支气管肺炎改变。③间质性肺炎改变。④均一的实变影。

6.衣原体肺炎

沙眼衣原体肺炎多见于6个月以下的婴儿,可于产时或产后感染,起病缓,先有鼻塞、流涕,后出现气促、频繁咳嗽,有的酷似百日咳样阵咳,但无回声,偶有呼吸暂停或呼气喘鸣,一般无发热。可同时患有结膜炎或有结膜炎病史。胸部X线呈弥漫性间质性改变和过度充气。肺炎衣原体肺炎多见于5岁以上小儿,发病隐匿,体温不高,咳嗽逐渐加重,两肺可闻及干湿啰音。X线显示单侧肺下叶浸润,少数呈广泛单侧或双侧浸润。

三、治疗要点

采取综合措施,积极控制感染,改善肺的通气功能,防止并发症。

(一)控制感染

根据不同病原体选用敏感抗生素积极控制感染,使用原则:早期、联合、足量、足疗程,重症宜静脉给药。

WHO推荐的4种第1线抗生素:复方磺胺甲基异噁唑、青霉素、氨苄西林、阿莫西林,其中青霉素为首选药,复方磺胺甲基异噁唑不能用于新生儿。怀疑有金葡菌肺炎者,推荐用氨苄西林、氯霉素、苯唑西林或氯唑西林和庆大霉素。我国卫健委对轻症肺炎推荐使用头孢氨苄(头孢菌素Ⅳ)。大环内酯类抗生素如红霉素、交沙霉素、罗红霉、阿奇霉素素等对支原体肺炎、衣原体肺炎等均有效;除阿奇霉素外,用药时间应持续至体温正常后5~7天,临床症状基本消失后3天。支原体肺炎至少用药2~3周。应用阿奇霉素3~5天1个疗程,根据病情可再重复1个疗程,以免复发。葡萄球菌肺炎比较顽固,疗程宜长,一般于体温正常后继续用药2周,总疗程6周。

病毒感染尚无特效药物,可用利巴韦林、干扰素、聚肌胞、乳清液等,中药治疗有一定疗效。

(二)对症治疗

止咳、止喘、保持呼吸道通畅;纠正低氧血症、水电解质与酸碱平衡紊乱;对于中毒性肠麻痹者,应禁食、胃肠减压,皮下注射新斯的明。对有心力衰竭、感染性休克、脑水肿、呼吸衰竭者,采取相应的治疗措施。

(三)肾上腺皮质激素的应用

若中毒症状明显,或严重喘憋,或伴有脑水肿、中毒性脑病、感染性休克、呼吸衰竭等以及胸膜有渗出者,可应用肾上腺皮质激素,常用地塞米松,每天2~

3次,每次 2～5 mg,疗程 3～5 天。

(四)防治并发症

对并发脓胸、脓气胸者及时抽脓、抽气;对年龄小、中毒症状明显、脓液黏稠经反复穿刺抽脓不畅者,以及有张力气胸者进行胸腔闭式引流。

四、护理措施

(一)改善呼吸功能

(1)保持病室环境舒适,空气流通,温湿度适宜,尽量使患儿安静,以减少氧的消耗。不同病原体肺炎患儿应分室居住,以防交叉感染。

(2)置患儿于有利于肺扩张的体位并经常更换,或抱起患儿,以减少肺部淤血和防止肺不张。

(3)给氧:凡有低氧血症,有呼吸困难、喘憋、口唇发绀、面色灰白等情况立即给氧;婴幼儿可用面罩法给氧,年长儿可用鼻导管法;若出现呼吸衰竭,则使用人工呼吸器。

(4)正确留取标本,以指导临床用药;遵医嘱使用抗生素治疗,以消除肺部炎症,促进气体交换;注意观察治疗效果。

(二)保持呼吸道通畅

(1)及时清除患儿口鼻分泌物,经常协助患儿转换体位,同时轻拍背部,边拍边鼓励患儿咳嗽,以促使肺泡及呼吸道的分泌物借助重力和震动易于排出;病情许可的情况下可进行体位引流。

(2)给予超声雾化吸入,以稀释痰液,利于咳出,必要时予以吸痰。

(3)遵医嘱给予祛痰剂,如复方甘草合剂等;对严重喘憋者,遵医嘱给予支气管解痉剂。

(4)给予易消化、营养丰富的流质、半流质饮食,少食多餐,避免过饱影响呼吸;哺喂时应耐心,防止呛咳引起窒息;重症不能进食者,给予静脉营养。保证液体的摄入量,以湿润呼吸道黏膜,防止分泌物干结,利于痰液排出;同时可以防止发热导致的脱水。

(三)加强体温监测

观察体温变化并警惕高热惊厥的发生,对高热者给予降温措施,保持口腔及皮肤清洁。

（四）密切观察病情

（1）如患儿出现烦躁不安、面色苍白、气喘加剧、心率加速（＞160 次/分）、肝脏在短时间内急剧增大等心力衰竭的表现，及时报告医师，给予氧气吸入并减慢输液速度，遵医嘱给予强心、利尿药物，以增强心肌收缩力，减慢心率，增加心搏出量，减轻体内水、钠潴留，从而减轻心脏负荷。

（2）若患儿出现烦躁或嗜睡、惊厥、昏迷、呼吸不规则等，提示颅内压增高，立即报告医师并共同抢救。

（3）患儿腹胀明显伴低钾血症时，及时补钾；若有中毒性肠麻痹，应禁食，予以胃肠减压，遵医嘱皮下注射新斯的明，以促进肠蠕动，消除腹胀，缓解呼吸困难。

（4）如患儿病情突然加重，出现剧烈咳嗽、烦躁不安、呼吸困难、胸痛、面色发绀、患侧呼吸运动受限等，提示并发脓胸或脓气胸，应及时配合进行胸穿或胸腔闭式引流。

（五）健康教育

向患儿家长讲解疾病的有关知识和护理要点，指导家长合理喂养，加强体格锻炼，以改善小儿呼吸功能；对易患呼吸道感染的患儿，在寒冷季节或气候骤变外出时，应注意保暖，避免着凉；定期健康检查，按时预防接种；对年长儿说明住院和注射等对疾病痊愈的重要性，鼓励患儿克服暂时的痛苦，与医护人员合作；教育患儿咳嗽时用手帕或纸捂嘴，不随地吐痰，防止病原菌污染空气而传染给他人。

第二节　小儿急性感染性喉炎

急性感染性喉炎（acute infectious laryngitis）是由病毒或细菌等引起的喉部黏膜的急性炎症，多见于 5 岁以下的儿童，冬、春季发病较多。由于小儿喉腔狭小、黏膜下血管淋巴组织丰富，声门下组织疏松等解剖特点，患儿易出现犬吠样咳嗽、声音嘶哑、吸气性喉鸣伴呼吸困难，严重时出现喉梗阻症状，若处理不及时，可危及生命。

一、临床特点

(一)症状

1.发热

患儿可有不同程度的发热,严重时体温可高达 40 ℃以上并伴有中毒症状。

2.咳嗽

轻者为刺激性咳嗽,伴有声音嘶哑,较重的有犬吠样咳嗽。

3.喉梗阻症状

呈吸气性喉鸣、三凹症,重者迅速出现烦躁不安、吸气性呼吸困难、青紫、心率加快等缺氧症状。临床将喉梗阻分为 4 度。

(1)Ⅰ度喉梗阻:安静时如常人,但活动(或受刺激)后可出现喉鸣及吸气性呼吸困难。胸部听诊呼吸音清晰,心率无改变。

(2)Ⅱ度喉梗阻:即使在安静状态下也有喉鸣和吸气性呼吸困难。听诊可闻喉鸣传导或气管呼吸音,呼吸音强度大致正常。心率稍快,一般状况尚好。

(3)Ⅲ度喉梗阻:吸气性呼吸困难严重,除上述表现外,还因缺氧严重而出现明显发绀,患儿常极度不安、躁动、恐惧、大汗,胸廓塌陷,呼吸音明显减低。心率增快,常>140 次/分,心音低钝。

(4)Ⅳ度喉梗阻:由于呼吸衰竭以及逐渐体力耗竭,患儿极度衰竭,呈昏睡状或进入昏迷,三凹征反而不明显,呼吸微弱,呼吸音几乎消失,胸廓塌陷明显,心率或慢或快,心律失常,心音微弱,面色由发绀变成苍白或灰白。

(二)体征

咽部充血,肺部无湿性啰音。直达喉镜检查可见黏膜充血肿胀,声门下黏膜呈梭状肿胀,黏膜表面有时附有黏稠性分泌物。

二、护理评估

(一)健康史

询问发病情况,病前有无上呼吸道感染现象。

(二)症状、体征

检查患儿有无发热、声音嘶哑、咳嗽、气促、三凹征。

(三)社会、心理

评估患儿及家长的心理状态,对疾病的了解程度,家庭环境及经济情况,了解患儿有无住院的经历。

(四)辅助检查

了解病原学及血常规检查结果。

三、常见护理问题

(一)低效性呼吸形态

与喉头水肿有关。

(二)舒适的改变

与咳嗽、呼吸困难有关。

(三)有窒息的危险

与喉梗阻有关。

(四)体温过高

与感染有关。

四、护理措施

(一)改善呼吸功能,保持呼吸道通畅

(1)保持室内空气清新,每天定时通风 2 次,保持室内湿度在 60% 左右,以缓解喉肌痉挛,湿化气道。

(2)适当抬高患儿颈肩部,怀抱小儿使头部稍后仰以保持气道通畅,体位舒适。

(3)Ⅱ度以上喉梗阻患儿应给予吸氧。

(4)吸入用布地奈德混悬液＋肾上腺素用生理盐水稀释后雾化吸入,每天 3～4 次。以消除喉水肿,恢复气道通畅。

(5)指导较大患儿进行有效的咳嗽,当患儿剧烈咳嗽时,可嘱患儿深呼吸以抑制咳嗽。

(二)密切观察病情变化

根据患儿三凹征、喉鸣、青紫及烦躁的表现来判断缺氧的程度,及时发现喉梗阻,积极处理,避免窒息。如有喉梗阻先兆,立即通知医师,备好抢救物品,积极配合抢救。

(三)发热护理

监测体温变化,发热时给温水擦浴,解热贴敷前额,必要时按医嘱给予药物

降温。

(四)提高患儿的舒适度

卧床休息,减少活动,各种护理操作尽量集中进行,避免哭闹。一般情况下不用镇静剂,若患儿过度烦躁不安,可遵医嘱用地西泮、苯巴比妥肌内注射或10%水合氯醛灌肠。因氯丙嗪及吗啡有抑制呼吸的作用,不宜应用。

五、健康教育

(1)向患儿家长讲解疾病的有关知识和护理要点,指导家长耐心细致地喂养,进食易消化的流质或半流质,多饮水,不吃有刺激性的食物,避免患儿进食时发生呛咳。

(2)向家长说明雾化吸入的重要性,鼓励患儿配合治疗。

(3)避免哭闹时间过长,吸入有害气体或进食辛辣食物,刺激损伤喉部。

六、出院指导

(1)注意锻炼身体,合理喂养,增强机体抵抗力。

(2)养成良好卫生生活习惯,饭后漱口,多饮水,保持口腔清洁。

(3)一旦发生痉挛性喉炎(出现呼吸紧促如犬吠,喉鸣,吸气困难,胸廓塌陷,唇色青紫)应立即送医院治疗,并保持气道通畅(患儿头向后仰,解开衣领)。

第三节　小儿急性上呼吸道感染

急性上呼吸道感染是小儿最常见的疾病,主要侵犯鼻、鼻咽和咽部,常诊断为"急性鼻咽炎(普通感冒)""急性咽炎""急性扁桃体炎"等,也可统称为上呼吸道感染,或简称"上感"。

一、病因

各种病毒和细菌都可引起上呼吸道感染,尤以病毒为多见,占"上感"发病病原体的60%甚至90%以上,常见有鼻病毒、腺病毒、副流感病毒、流感病毒、呼吸道合胞病毒等,其他病毒如冠状病毒、肠道病毒、单纯疱疹病毒、EB病毒等也可引起。细菌感染常继发于病毒感染之后,其中溶血性链球菌占重要地位,其次为肺炎链球菌、葡萄球菌、嗜血流感杆菌,偶尔也有革兰氏阴性杆菌。亦有报告肺炎支原体菌亦可引起上呼吸道感染。

二、病理改变

病变部位早期表现为毛细血管和淋巴管扩张,黏膜充血水肿、腺体及杯状细胞分泌增加及单核细胞和吞噬细胞浸润、以后转为中性粒细胞浸润,上皮细胞和纤毛上细胞坏死脱落。恢复期上皮细胞新生、黏膜修复、恢复正常。

三、临床表现

本病多为散发,偶然亦见流行。婴幼儿患病症状较重,年长儿较轻。婴幼儿患病时可有或无流涕、鼻塞、打喷嚏等呼吸道症状,常突发高热、呕吐、腹泻,甚至因高热而引起惊厥。年长儿患者常有流涕、鼻塞、打喷嚏、咽部不适、发热等症状,可伴有轻度咳嗽与声嘶。部分患儿发病早期可出现脐周围阵痛、咽炎、咽痛等症状,咽黏膜充血,若咽侧索也受累,则在咽两外侧壁上各见一纵行条索状肿块突出。疱疹性咽峡炎,在咽弓、软腭、悬雍垂黏膜上可见数个或数十个灰白色小疱疹,直径 1~3 mm,周围有红晕,1~2 天破溃成溃疡。咽结膜热患者,临床特点为发热 39 ℃左右,咽炎及结膜炎同时存在,而有别于其他类型的上呼吸道感染。急性扁桃体炎除了发热咽痛外,扁桃体可见明显红肿,表面有黄白色脓点,可融合成假膜状。

四、实验室检查

病毒感染时白细胞计数多偏低或正常,粒细胞不增高。病因诊断除病毒分离与血清反应外,近年来广泛利用免疫荧光、酶联免疫等方法开展病毒学的早期诊断,对初步鉴别诊断有一定帮助。细菌感染时白细胞计数及中性粒细胞可增高;由链球菌引起者血清抗链球菌溶血素“O”滴度增高,咽拭子培养可有致病菌生长。

五、诊断

急性上呼吸道感染具有典型症状,如发热、鼻塞、咽痛、扁桃体肿大等全身和局部症状,结合季节、流行病学特点等,临床诊断并不困难,但对病原学的诊断则需依靠病毒学和细菌学检查。

六、鉴别诊断

(1)症状中以高热惊厥和腹痛严重者,须与中枢神经系统感染和急腹症等疾病相鉴别。

（2）很多急性传染病早期，也有上呼吸道感染的症状，虽然现在预防接种比较普遍及传染病发病率明显下降，但在传染病流行季节要仔细询问麻疹、猩红热、腮腺炎、百日咳、流感以及脊髓灰质炎的流行接触史。当夏季时尤要注意和中毒性疾病的早期相鉴别。

（3）如有高热、流涎、拒食、咽后壁及扁桃体周围有小疱疹及小溃疡者，可诊断为疱疹性咽峡炎；如高热、咽红伴眼结膜充血，可诊为咽结膜热；扁桃体红肿且有渗出者为急性扁桃体炎或化脓性扁桃体炎；如有明显流行史、高热、四肢酸痛、头痛等全身症状而较鼻咽部症状更重时，要考虑为流行性感冒。

七、治疗

（一）一般治疗

充分休息，多饮水，注意隔离，预防并发症。WHO在急性呼吸道感染的防治纲要中指出，关于感冒的治疗主要是家庭护理和对症处理。

（二）对症治疗

1.高热

高热时口服阿司匹林类，剂量为每次 10 mg/kg，持续高热可每 4 小时口服 1 次；亦可用对乙酰氨基酚（扑热息痛），剂量为每次 5～10 mg/kg，市场上多为糖浆剂，便于小儿服用。高热时还可用赖氨酸阿司匹林或阿尼利定等肌内注射，同时亦可用冷敷、温湿敷、乙醇擦浴等物理方法降温。

2.高热惊厥

出现高热惊厥可针刺人中、十宣等穴位或肌内注射苯巴比妥钠每次 4～6 mg/kg，有高热惊厥史的小儿可在服退热剂同时服用苯巴比妥等镇静剂。

3.鼻塞

乳儿鼻塞妨碍喂奶时，可在喂奶前用 0.5% 麻黄碱 1～2 滴滴鼻，年长儿亦可加用氯苯那敏等脱敏剂。

4.咽痛

疱疹性咽峡炎时可用冰硼酸、锡类散、金霉素鱼肝油或碘甘油涂抹口腔内疱疹或溃疡处；年长儿可口含碘喉片及其他中药利咽喉片，如华素片、度美芬、四季润喉片、草珊瑚、西瓜霜润喉片等。

（三）病因治疗

如诊断为病毒感染，目前常用 1% 利巴韦林滴鼻，每 2～3 小时双鼻孔各滴

2～3滴,或口服利巴韦林口服液(威乐星),或用利巴韦林口含片。亦有用口服金刚烷胺、病毒灵(吗啉呱片),但疗效不肯定。如明确腺病毒或单纯性溃疡病毒感染亦有用碘苷(疱疹净)、阿糖胞苷。近年来有报道用干扰素治疗重症病毒性感染取得较好疗效。如诊断为细菌感染,大多合并有中耳炎、鼻窦炎、化脓性扁桃体炎、淋巴结炎以及下呼吸道炎症时,可选用复方新诺明、氨苄西林、阿莫西林或其他抗生素。但多数上呼吸道感染病例不应滥用抗生素。

(四)风热两型

风热两型治法以清热解表为主,常用中成药有银翘解毒片、桑菊感冒片、感冒退热冲剂、板蓝根冲剂以及双黄连口服液等。

八、预防

减少上呼吸道感染的根本办法在于预防。平时要多户外活动,增强体质,要避免交叉感染,特别是在感冒流行季节要少去公共场所或串门;注意气候骤变,及时添减衣服;对体弱儿及反复呼吸道感染儿可服玉屏风散或左旋咪唑,0.25～3 mg/(kg·d),每周服2天停5天,3个月为1个疗程,亦可口服卡慢舒。这些治疗目的多是增强机体抵抗力,预防呼吸道感染复发。

九、并发症

正常5岁以下小儿每年患急性呼吸道感染4～6次。但有的患儿患呼吸道感染的次数过于频繁,可称为反复呼吸道感染,简称复感儿。

(一)影响因素

由于小儿正处在生长发育之中,身体的免疫系统还未发育完善,缺乏抵御微生物侵入的能力,故很容易患急性呼吸道感染,但有的患儿由于环境或机体本身条件比一般小儿更易患急性呼吸道感染,影响因素有以下几点。

1.机体条件

如患儿长期营养不良,婴儿母乳不足又未及时添加辅食,体内缺乏必需的蛋白质、脂肪及热量不足,影响器官组织的正常发育致抵抗力低下;也有的家庭经济条件并不差,但父母缺乏科学育儿知识,偏食或喂养不合理,特别是只喝牛奶、巧克力,缺乏多种维生素和微量元素如铁、锌等,也会对免疫系统造成损害,抗病能力下降而易患病。

2.环境因素

环境因素特别是大气污染或被动吸烟。如冬天屋内生炉子,空气中大量烟雾、粉尘以及有害物质进入小儿呼吸道;同样被动吸烟也是。这些有害物质不但损伤呼吸道正常黏膜,而且还可降低抵抗力,诱发呼吸道感染。有报道在吸烟家庭中生长的婴儿比无吸烟家庭的小儿患急性呼吸道感染的机会大数倍至近10倍。

3.先天因素

小儿患有先天的免疫缺陷病或暂时性免疫低下也可造成反复呼吸道感染。

(二)诊断

根据1987年全国小儿呼吸道疾病学术会议讨论标准做出诊断(表4-1)。

表4-1 小儿反复呼吸道疾病诊断标准

年龄(岁)	上呼吸道感染(次/年)	下呼吸道感染(次/年)
0～2	7	3
3～5	5	2
6～12	5	2

(三)治疗

急性感染可参照上述方法外,还要针对引起反复上感的原因,如增加营养、改善环境因素。应该指出患先天性免疫缺陷的小儿是极少数,大部分还是护理问题,因此,增强患儿体质是治疗及预防之根本。加强体育锻炼及注意户外活动,使患儿增强适应外界环境及气候变化的能力;同时注意对反复呼吸道感染患儿的生活护理,随气候变化增减衣服,切忌过捂过饱,这些都是治疗反复呼吸道感染的关键。

十、护理评估

(一)健康史

询问发病情况,注意有无受凉史,或当地有无类似疾病的流行,患儿发热开始时间、程度,伴随症状及用药情况;了解患儿有无营养不良、贫血等病史。

(二)身体状况

观察患儿精神状态,注意有无鼻塞、呼吸困难,测量体温,检查咽部有无充血和疱疹,扁桃体及颈部淋巴结是否肿大,结合咽喉膜有无充血,皮肤有无皮疹,腹痛及支气管、肺受累的表现。了解血常规等实验室检查结果。

(三)心理-社会状况

了解患儿及家长的心理状态和对该病因、预防及护理知识的认识程度;评估患儿家庭环境及经济情况,注意疾病流行趋势。

十一、常见护理诊断与合作性问题

(一)体温过高

体温过高与上呼吸道感染有关。

(二)潜在并发症(惊厥)

其与高热有关。

(三)有外伤的危险

发生外伤与发生高热惊厥时抽搐有关。

(四)有窒息的危险

窒息与发生高热惊厥时胃内容物反流或痰液阻塞有关。

(五)有体液不足的危险

其与高热大汗及摄入减少有关。

(六)低效性呼吸形态

这与呼吸道炎症有关。

(七)舒适的改变

此与咽痛、鼻塞等有关。

十二、护理目标

(1)患儿体温降至正常范围(36~37.5 ℃)。

(2)患儿不发生惊厥或惊厥时能被及时发现。

(3)患儿维持于舒适状态无自伤及外伤发生。

(4)患儿呼吸道通畅无误吸及窒息发生。

(5)患儿体温正常,能接受该年龄组的液体入量。

(6)患儿呼吸在正常范围,呼吸道通畅。

(7)患儿感到舒适,不再哭闹。

十三、护理措施

(1)保持室内空气新鲜,每天通风换气 2~4 次,保持室温 18~22 ℃,湿度 50%~60%,空气每天用过氧乙酸或含氯制剂喷雾消毒 2 次。有患儿居住的房间最好用空气消毒机,消毒净化空气。

(2)密切观察体温变化,体温超过 38.5 ℃时给予物理降温,如头部冷敷、腋下及腹股沟处置冰袋,温水或乙醇擦浴。

(3)发热者卧床休息直到退热 1 天以上可适当活动,做好心理护理,提供玩具、画册等有利于减轻焦虑,不安情绪。

(4)防止发生交叉感染,患儿与正常小儿分开,接触者戴口罩,防止继发细菌感染。

(5)保持口腔清洁,每天用生理盐水漱口 1～2 次,婴幼儿可经常喂少量温开水以清洗口腔,防止口腔炎的发生。

(6)保持鼻咽部通畅,鼻腔分泌物和干痂及时清除,鼻孔周围应保持清洁,避免增加鼻腔压力,使炎症经咽管向中耳发展引起中耳炎。鼻腔严重时于清洁鼻腔分泌部后用 0.5%麻黄碱液滴鼻,每次 1～2 滴;对鼻塞而妨碍吸吮的婴幼儿,宜在哺乳前 10～15 分钟滴鼻,使鼻腔通畅,保持吸吮。

(7)多饮温开水,以加速毒物排泄和降低体温,患儿衣着、被子不宜过多,出汗后及时给患儿用温水擦干汗液,更换衣服。

(8)每 4 小时测体温 1 次,体温骤升或骤降时要随时测量并记录,如患儿病情加重,体温持续不退,应考虑并发症的可能,需要及时报告医师并及时处理,如病程中出现皮疹,应区别是否为某种传染病的早期征象,以便及时采取措施。

(9)注意观察咽部充血、水肿等情况,咽部不适时给予润喉含片或雾化吸入(雾化吸入药物可用利巴韦林、糜蛋白酶、地塞米松加 20～40 mL 注射用水,2 次/天)。

(10)室内安静减少刺激,发生高热惊厥时按惊厥护理常规。

(11)给予易消化和富含维生素的清淡饮食,必要时静脉补充营养和水分。

(12)患儿安置在有氧气、吸痰器的病室内。

(13)平卧、头偏向一侧,注意防止舌咬伤。防止呕吐物误吸,防止舌后倒引起窒息,应托起患儿下颌同时解开衣物及松开腰带,以减轻呼吸道阻力。

(14)密切观察病情变化,防止发生意外,如坠床或摔伤等。

(15)抽搐时上、下牙之间放牙垫,防止舌及口唇咬伤,患儿持续发作时,可按照医嘱给予对症处理。

(16)按医嘱用止惊药物,如地西泮、苯巴比妥等,观察患儿用药后的反应,并记录。

(17)治疗、护理等集中进行,保持安静,减少刺激。

(18)保持呼吸道通畅,及时吸痰,发绀者给予吸氧,窒息者给人工呼吸,注射呼吸兴奋剂。

(19)高热者给予物理降温或退热剂降温,在严重感染并伴有循环衰竭,抽搐、高热者,可行冬眠疗法,冬眠期间不能搬动患儿或突然竖起,防止直立性休克。

(20)详细记录发作时间,抽动的姿势、次数及特点,因有的患儿抽搐时间相当短暂,虽有几秒钟,抽搐姿势也不同,有的像眨眼一样,有的口角微动,有的肢体像无意乱动一样等,因此需仔细注视才能发现。

(21)密切观察血压、呼吸、脉搏、瞳孔的变化,并做好记录。

十四、健康教育

(1)指导家庭护理:因上呼吸道感染患儿多不住院,要帮助患儿家长掌握上呼吸道感染的护理要点。让患儿多饮水,促进代谢及体内毒素的排泄;饮食要清淡,少食多餐,给高蛋白、高热量、高维生素的流质或半流质饮食;要注意休息,避免剧烈活动,防止咳嗽加重。患儿鼻塞时呼吸不畅可在哺乳及临睡前用0.5%的麻黄碱溶液滴鼻,每次1～2滴,可使鼻腔通畅。但不能用药过频,以免引起心悸等表现。

(2)指导预防并发症的方法,以免引起中耳炎、鼻窦炎,介绍如何观察并发症的早期表现,如高热持续不退而复升,淋巴结肿大,耳痛或外耳道流脓,咳嗽加重、呼吸困难等,应及时与医护人员联系并及时处理。

(3)介绍上呼吸道感染的预防重点,增加营养和体格锻炼,避免受凉;在上呼吸道感染流行季节避免到人多的公共场所;有流行趋势时给易感儿服用板蓝根、金银花、连翘等中药汤剂预防,对反复发生上呼吸道感染的小儿应积极治疗原发病,改善机体健康状况。鼓励母乳喂养,积极防治各种慢性病,如维生素D缺乏性佝偻病、营养不良及贫血等,在集体儿童机构中,有如上感流行趋势,应早期隔离患儿,室内用食醋熏蒸法消毒。

(4)用药指导:指导患儿家长不要给患儿滥服感冒药,如成人速效伤风胶囊以及其他市场流行各种感冒药、消炎药、抗病毒药,必须在医师指导下服药,服药时不要与奶粉、糖水同服,两种药物必须间隔半小时以上再服用。

第四节　小儿原发性心肌病

小儿原发性心肌病(primary cardiomyopathy)是指病因不明,病变局限于心肌的一组疾病。依据临床和病理改变可分为扩张性心肌病、肥厚型心肌病、限制性心肌病,以前两类常见。临床上以缓慢进展的心脏增大、心律失常及心功能不全为主要表现,病因尚不清楚,可能与遗传因素、免疫因素及感染因素有关,个别柯萨奇病毒所致心肌炎可转化为心肌病。本病预后不良,常并发心力衰竭而死亡。

一、临床特点

(一)扩张性心肌病

扩张性心肌病(dilated cardiomyopathy,DCM)又称充血型心肌病(congestive cardio myopathy,CCM),主要表现为慢性充血性心力衰竭。

1.症状与体征

较大儿童表现为乏力、食欲缺乏、不爱活动、腹痛,活动后呼吸困难及心动过速,尿少、水肿。婴儿出现喂养困难、体重不增、吮奶时呼吸困难、多汗、烦躁不安、食量减少。约10%患儿会发生晕厥。体检时心率、呼吸加快,脉搏细弱,血压正常或偏低,有的可有奔马律,可闻及Ⅱ～Ⅲ/6级收缩期杂音,肝脏增大,下肢水肿。

2.辅助检查

(1)X线检查:心脏增大,并以左心室为主或普遍性增大,呈球形。心搏减弱,肺淤血明显。

(2)心电图:左心肥厚,各种心律失常以及非特异性 ST-T 改变。

(3)超声心电图:左心房、左心室明显扩大,左心室流出道增宽,心室壁活动减弱。

(二)肥厚型心肌病

肥厚型心肌病(hypertrophic cardiomyopathy,HCM)是一种遗传性疾病,其特征为心室肥厚,心腔无扩大。临床表现具有多变性。

1.症状与体征

婴儿常见症状有呼吸困难,心动过速,喂养困难。较重者发生心力衰竭,伴随青紫。儿童多无明显症状,常因心脏杂音而首次就诊。少数儿童有呼吸加快、乏力、心绞痛、晕厥,并可于活动后发生猝死。体检有的可听到奔马律,有的在胸骨左缘下端及心尖部可听到Ⅰ～Ⅲ/6级收缩期杂音。

2.辅助检查

(1)X线检查:左室轻到中度增大。

(2)心电图:左室肥厚伴劳损,可有 ST-T 改变及病理性 Q 波及各种心律失常。

(3)超声心动图:室间隔非对称性肥厚,室间隔厚度与左心室后壁厚度之比大于或等于 1.3。左心室流出道狭窄。

(三)限制性心肌病

限制性心肌病(restrictive cardiomyopathy,RCM)又称闭塞性心肌病,常见于儿童及青少年,预后不良。

1.症状与体征

起病缓慢,表现为原因不明的心力衰竭。右心病变主要表现为静脉压升高、颈静脉怒张、肝大、腹水及下肢水肿,很像缩窄性心包炎。左心病变有呼吸困难、咳嗽、咯血、胸痛,有时伴有肺动脉高压的表现。

2.辅助检查

(1)X线检查:心影扩大,肺血减少。

(2)心电图:心房肥大、房性期前收缩、心房颤动、ST-T 改变、P-R 间期延长及低电压。

(3)超声心动图:左右心房明显扩大(左房尤为明显)、左右心室腔正常或变小。

二、护理评估

(一)健康史

询问患儿发病前有无感染的病史及其家族史。

(二)症状、体征

测量生命体征,评估心率、心律、呼吸、血压、心功能。

(三)社会、心理

了解患儿及其家长对疾病的性质、预后的认识程度和心理需求。

（四）辅助检查

了解分析 X 线、心电图、超声等各种检查结果。

三、常见护理问题

（一）心排血量减少

与心室扩大、肥厚致心肌收缩力减弱有关。

（二）体液过多

与肾灌注量减少、水、钠潴留、尿量排出减少有关。

（三）有感染的危险

与机体抵抗力降低有关。

（四）合作性问题

猝死。

四、护理措施

（一）限制活动

卧床休息，让患儿保持稳定、愉悦的心情。

（二）饮食护理

低盐饮食，增加维生素、蛋白质、微量元素的摄入，对服用利尿剂者应鼓励多进食含钾丰富的食物，如香蕉、橘子等。

（三）供氧

根据缺氧程度可给予鼻导管或面罩吸氧。

（四）密切观察病情

监测患儿血压、脉搏、呼吸、心律、尿量及意识状态。注意观察心力衰竭的早期表现，有无心律失常及栓塞症状。

（五）用药护理

应用强心药、利尿剂、扩血管药物时要观察其疗效及不良反应，尤其是扩张性心肌病因其对洋地黄耐受性差，故尤应警惕发生中毒。

（六）预防诱因

心力衰竭者应避免过度劳累。饮食清淡，忌暴饮暴食，预防便秘，以免用力大便诱发心力衰竭。控制输液速度,保持病室安静、整洁、舒适,保证充足睡眠,保持室内空气新鲜和温度适宜,防止呼吸道感染。

（七）健康教育

（1）向家长解释该病病程长及本病预后等情况,需要长期调整生活及精神状况。

（2）合理安排活动与休息时间。

（3）当患儿出现心悸、呼吸困难时应立即停止活动,并取平卧位,必要时予以吸氧。

五、出院指导

（1）调整情绪,促进身心健康。

（2）饮食要易消化、低盐、高维生素、少量多餐。

（3）扩张性心肌病患儿应避免劳累,宜长期卧床休息,减轻与延缓心脏扩大,促进心功能的恢复;肥厚型心肌病患儿要避免剧烈运动,情绪激动,突然用力或提取重物致猝死。

（4）本病进展缓慢,应定期复查及指导合理用药。

（5）避免感染居室空气清新,经常通风,不去人群集中的公共场所,注意气候变化,及时增减衣服,避免受凉而引发感冒。

第五节　小儿病毒性心肌炎

一、概述

病毒性心肌炎(viral myocarditis)是由多种病毒侵犯心脏,引起局灶性或弥漫性心肌间质炎性渗出和心肌纤维变性、坏死或溶解的疾病,有的可伴有心包或心内膜炎症改变。可导致心肌损伤、心功能障碍、心律失常和周身症状。可发生于任何年龄,近年来发生率有增多的趋势,是儿科常见的心脏疾病之一。据全国九省市"病毒性心肌炎协作组"调查,其发病率占住院患儿总数的5.97%,占门诊患者总数的0.14%。

（一）病因

近年来由于病毒学及免疫病理学的迅速发展,通过大量动物实验及临床观察,证明多种病毒皆可引起心肌炎。其中柯萨奇病毒 B6(1～6 型)最常见,其他如柯萨奇病毒 A、ECHO 病毒、脊髓灰质炎病毒、流感及副流感病毒、腮腺炎病毒、水痘病毒、单纯疱疹病毒、带状疱疹病毒及肝炎病毒等也可能致病。由于柯萨奇病毒具有高度亲心肌性和流行性,据报道在很多原因不明的心肌炎和心包炎中,约 39% 系由柯萨奇病毒 B 所致。

尽管罹患病毒感染的机会很多,而多数不发生心肌炎,在一定条件下才发病。例如当机体由于继发细菌感染(特别是链球菌感染)、发热、缺氧、营养不良、接受类固醇或放射治疗等,而抵抗力低下时,可诱发发病。

病毒性心肌炎的发病原理至今未完全了解,目前提出病毒学说、免疫学说、生化机制等几种学说。

(二)病理

病毒性心肌炎病理改变轻重不等。轻者常以局灶性病变为主,而重者则多呈弥漫性病变。局灶性病变的心肌外观正常,而弥漫性者则心肌苍白、松软,心脏呈不同程度的扩大、增重。镜检可见病变部位的心肌纤维变性或断裂,心肌细胞溶解、水肿、坏死。间质有不同程度水肿以及淋巴细胞、单核细胞和少数多核细胞浸润。病变以左室及室间隔最显著,可波及心包、心内膜及传导系统。

慢性病例心脏扩大,心肌间质炎症浸润及心肌纤维化并有瘢痕组织形成,心内膜呈弥漫性或局限性增厚,血管内皮肿胀等变化。

二、临床表现

病情轻重悬殊。轻症可无明显自觉症状,仅有心电图改变。重型可出现严重的心律失常、充血性心力衰竭、心源性休克,甚至个别患者因此而死亡。大约有 1/3 以上病例在发病前 1～3 周或发病同时呼吸道或消化道病毒感染,同时伴有发热、咳嗽、咽痛、周身不适、腹泻、皮疹等症状,继而出现心脏症状如年长儿常诉心悸、气短、胸部及心前区不适或疼痛、疲乏感等。发病初期常有腹痛、食欲缺乏、恶心、呕吐、头晕、头痛等表现。3 个月以内婴儿有拒乳、苍白、发绀、四肢凉、两眼凝视等症状。心力衰竭者,呼吸急促、突然腹痛、发绀、水肿等;心源性休克者,烦躁不安,面色苍白、皮肤发花、四肢厥冷或末梢发绀等;发生窦性停搏或心室颤动时可突然死亡;高度房室传导阻滞在心室自身节律未建立前,由于脑缺氧而引起抽搐、昏迷称心脑综合征。如病情拖延至慢性期。常表现为进行性充血心力衰竭、全心扩大,可伴有各种心律失常。

体格检查:多数心尖区第一音低钝。一般无器质性杂音,仅在胸前或心尖区闻及Ⅰ～Ⅱ级吹风样收缩期杂音。有时可闻及奔马律或心包摩擦音。心律失常多见如阵发性心动过速、异位搏动、心房颤动、心室扑动、停搏等。严重者心脏扩大,脉细数,颈静脉怒张,肝大和压痛,肺部啰音等;或面色苍白、四肢厥冷、皮肤发花、指(趾)发绀、血压下降等。

三、辅助检查

(一)实验室检查

(1)白细胞计数在(10～20)×10^9/L,中性粒细胞偏高。血沉、抗链"O"大多数正常。

(2)血清肌酸磷酸激酶、乳酸脱氢酶及其同工酶、谷草转氨酶在病程早期可增高。超氧化歧化酶急性期降低。

(3)若从心包、心肌或心内膜分离到病毒,或用免疫荧光抗体检查找到心肌中有特异的病毒抗原,电镜检查心肌发现有病毒颗粒,可以确定诊断;咽洗液、粪便、血液、心包液中分离出病毒,同时结合恢复期血清中同型病毒中和抗体滴度较第1份血清升高或下降4倍以上,则有助于病原诊断。

(4)补体结合抗体的测定以及用分子杂交法或聚合酶链反应检测心肌细胞内的病毒核酸也有助于病原诊断。部分病毒性心肌炎患者可有抗心肌抗体出现,一般于短期内恢复,如持续提高,表示心肌炎病变处于活动期。

(二)心电图检查

心电图在急性期有多变与易变的特点,对可疑病例应反复检查,以助诊断。其主要变化为ST-T改变,各种心律失常和传导阻滞。恢复期以各种类型的期前收缩为多见。少数为慢性期患儿可有房室肥厚的改变。

(三)X线检查

心影正常或不同程度的增大,多数为轻度增大。若反复迁延不愈或合并心力衰竭,心脏扩大明显。后者可见心搏动减弱,伴肺淤血、肺水肿或胸腔少量积液。有心包炎时,有积液征。

(四)心内膜心肌活检

心导管法心内膜心肌活检,在成人患者中早已开展,小儿患者仅是近年才有报道,为心肌炎诊断提供了病理学依据。据报道,原因不明的心律失常、充血性心力衰竭患者,经心内膜心肌活检证明约40%为心肌炎;临床表现和组织学相关性较差。原因是EMB取材很小且局限,以及取材时不一定是最佳机会;心内膜心肌活检本身可导致心肌细胞收缩,而出现一些病理性伪迹。因此,对于心内膜心肌活检病理无心肌炎表现者不一定代表心脏无心肌炎,此时临床医师不能忽视临床诊断。此项检查一般医院尚难开展,不作为常规检查项目。

四、诊断与鉴别诊断

(一)诊断要点

1.病原学诊断依据

(1)确诊指标:自患儿心内膜、心肌、心包(活检、病理)或心包穿刺液检查,发现以下之一者可确诊心肌炎由病毒引起。①分离到病毒。②用病毒核酸探针查到病毒核酸。③特异性病毒抗体阳性。

(2)参考依据:有以下之一者结合临床表现可考虑心肌炎系病毒引起。①自患儿粪便、咽拭子或血液中分离到病毒,且恢复期血清同抗体滴度较第一份血清升高或降低4倍以上。②病程早期患儿血中特异性IgM抗体阳性。③用病毒核酸探针自患儿血中查到病毒核酸。

2.临床诊断依据

(1)心功能不全、心源性休克或心脑综合征。

(2)心脏扩大(X线、超声心动图检查具有表现之一)。

(3)心电图改变以R波为主的2个或2个以上主要导联(I、II、aVF、V_5)的ST-T改变持续4天以上伴动态变化,窦房传导阻滞,房室传导阻滞,完全性右或左束支阻滞,成联律、多形、多源、成对或并行性期前收缩,非房室结及房室折返引起的异位性心动过速,低电压(新生儿除外)及异常Q波。

(4)CK-MB升高或心肌肌钙蛋白(cTnI或cTnT)阳性。

3.确诊依据

(1)具备临床诊断依据2项,可临床诊断为心肌炎。发病同时或发病前1~3周有病毒感染的证据支持诊断者。

(2)同时具备病原学确诊依据之一,可确诊为病毒性心肌炎,具备病原学参考依据之一,可临床诊断为病毒性心肌炎。

(3)凡不具备确诊依据,应给予必要的治疗或随诊,根据病情变化,确诊或除外心肌炎。

(4)应除外风湿性心肌炎、中毒性心肌炎、先天性心脏病、结缔组织病以及代谢性疾病的心肌损害、甲状腺功能亢进症、原发性心肌病、原发性心内膜弹力纤维增生症、先天性房室传导阻滞、心脏自主神经功能异常、β受体功能亢进及药物引起的心电图改变。

4.临床分期

(1)急性期：新发病，症状及检查阳性发现明显且多变，一般病程在半年以内。

(2)迁延期：临床症状反复出现，客观检查指标迁延不愈，病程多在半年以上。

(3)慢性期：进行性心脏增大，反复心力衰竭或心律失常，病情时轻时重，病程在1年以上。

(二)鉴别诊断

在考虑九省市心肌炎协作组制订的心肌炎诊断标准时，应首先除外其他疾病，包括风湿性心肌炎、中毒性心肌炎，结核性心包炎、先天性心脏病、结缔组织病或代谢性疾病或代谢性疾病的心肌损害(包括维生素 B_1 缺乏症)、原发性心肌病、先天性房室传导阻滞、高原性心脏病、克山病、川崎病、良性期前收缩和神经功能紊乱、电解质紊乱及药物等引起的心电图改变。

五、治疗、预防、预后

本症尚无特殊治疗。应结合患儿病情采取有效的综合措施，可使大部患儿痊愈或好转。

(一)一般治疗

1.休息

急性期至少应卧床休息至热退3～4周，有心功能不全或心脏扩大者，更应强调绝对卧床休息，以减轻心脏负荷及减少心肌耗氧量。

2.抗生素

虽对引起心肌炎的病毒无直接作用，但因细菌感染是病毒性心肌炎的重要条件因子，故在开始治疗时，均主张适当使用抗生素。一般应用青霉素肌内注射1～2周，以清除链球菌和其他敏感细菌。

3.保护心肌

大剂量维生素C，具有增加冠状血管血流量、心肌糖原、心肌收缩力、改善心功能、清除自由基、修复心肌损伤的作用。剂量为 $100\sim200$ mg/(kg·d)，溶于 $10\%\sim25\%$ 葡萄糖液 $10\sim30$ mL 内静脉注射，每天1次，15～30天为1个疗程；抢救心源性休克时，第一天可用3～4次。

至于极化液、能量合剂及ATP等均因难进入心肌细胞内，故疗效差，近年来多推荐：①辅酶 Q_{10} 1 mg/(kg·d)，口服，可连用 1～3 个月。②1,6-二磷酸果糖 0.7～1.6 mL/kg 静脉注射，最大量不超过2.5 mL/kg(75 mg/mL)，静脉注射速度 10 mL/min，每天 1 次，10～15 天为 1 个疗程。

(二)激素治疗

肾上腺皮质激素可用于抢救危重病例及其他治疗无效的病例。口服泼尼松 1～1.5 mg/(kg·d)，用3～4 周，症状缓解后逐渐减量停药。对反复发作或病情迁延者，依据近年来对本病发病机制研究的进展，可考虑较长期的激素治疗，疗程不少于半年，对于急重抢救病例可采用大剂量，如地塞米松0.3～0.6 mg/(kg·d)，或氢化可的松 15～20 mg/(kg·d)，静脉滴注。

(三)免疫治疗

动物及临床研究均发现丙种球蛋白对心肌有保护作用。从 1990 年开始，在美国波士顿及洛杉矶儿童医院已将静脉注射丙种球蛋白作为病毒性心肌炎治疗的常规用药。

(四)抗病毒治疗

动物试验中联合应用利巴韦林和干扰素可提高生存率，目前欧洲正在进行干扰素治疗心肌炎的临床试验，其疗效尚待确定。环孢霉素 A、环磷酰胺目前尚无肯定疗效。

(五)控制心力衰竭

心肌炎患者对洋地黄耐受性差，易出现中毒而发生心律失常，故应选用快速作用的洋地黄制剂如毛花苷 C 或地高辛。病重者用地高辛静脉滴注，一般病例用地高辛口服，饱和量用常规的 1/2～2/3 量，心力衰竭不重，发展不快者，可用每天口服维持量法。利尿剂应早用和少用，同时注意补钾，否则易导致心律失常。注意供氧，保持安静。若烦躁不安，可给镇静剂。发生急性左心功能不全时，除短期内并用毛花苷 C、利尿剂、镇静剂、氧气吸入外，应给予血管扩张剂如酚妥拉明 0.5～1 mg/kg 加入 10％葡萄糖液 50～100 mL 内快速静脉滴注。紧急情况下，可先用半量以 10％葡萄糖液稀释静脉缓慢注射，然后将其余半量静脉滴注。

(六)抢救心源性休克

镇静、吸氧、大剂量维生素 C、扩容、激素、升压药、改善心功能及心肌代谢等。

近年来,应用血管扩张剂硝普钠取得良好疗效,常用剂量 5～10 mg,溶于 5%葡萄糖 100 mL 中,开始 0.2 μg/(kg·min)滴注,以后每隔 5 分钟增加 0.1 μg/kg,直到获得疗效或血压降低,最大剂量不超过每分钟 4～5 μg/kg。

(七)纠正严重心律失常

心律失常的纠正在于心肌病变的吸收或修复。一般轻度心律失常如期前收缩、一度房室传导阻滞等,多不用药物纠正,而主要是针对心肌炎本身进行综合治疗。若发生严重心律失常如快速心律失常、严重传导阻滞都应迅速及时纠正,否则威胁生命。

六、护理

(一)护理诊断

(1)活动无耐力:与心肌功能受损,组织器官供血不足有关。

(2)舒适的改变:胸闷与心肌炎症有关。

(3)潜在并发症:心力衰竭、心律失常、心源性休克。

(二)护理目标

(1)患儿活动量得到适当控制休息得到保证。

(2)患儿胸闷缓解或消失。

(3)患儿无并发症发生或有并发症时能被及时发现和适当处理。

(三)护理措施

1.休息

(1)急性期卧床休息至热退后 3～4 周,以后根据心功能恢复情况逐渐增加活动量。

(2)有心功能不全者或心脏扩大者应绝对卧床休息。

(3)总的休息时间不少于 6 个月。

(4)创造良好的休息环境,合理安排患儿的休息时间。保证患儿的睡眠时间。

(5)主动提供服务,满足患儿的生活需要。

2.胸闷的观察与护理

(1)观察患儿的胸闷情况,注意诱发和缓解因素,必要时给予吸氧。

(2)遵医嘱给予心肌营养药,促进心肌恢复正常。

(3)保证休息,减少活动。

(4)控制输液速度和输液总量,减轻心肌负担。

3.并发症的观察与护理

(1)密切注意心率、心律、呼吸、血压和面色改变,有心力衰竭时给予吸氧、镇静、强心等处理,应用洋地黄制剂时要密切观察患儿有无洋地黄中毒表现,如出现新的心律失常、心动过缓等。

(2)注意有无心律失常的发生,警惕危险性心律失常的发生,如频发室早、多源室早、二度以上房室传导阻滞房颤、室颤等。一旦发生,需及时通知医师并给予相应处理。如高度房室传导阻滞者给异丙肾上腺素和阿托品提升心率。

(3)警惕心源性休克,注意血压、脉搏、尿量、面色等变化,一旦出现心源性休克,立即取平卧位,配合医师给予大剂量维生素 C 或肾上腺皮质激素治疗。

(四)康复与健康指导

(1)讲解病毒性心肌炎的病因、病理、发病机制、临床特点及诊断、治疗措施。

(2)强调休息的重要性,指导患儿控制活动量,建立合理的休息制度。

(3)讲解本病的预防知识,如预防上呼吸道感染和肠道感染等。

(4)有高度房室传导阻滞者讲解安装心脏起搏器的必要性。

七、展望

近年来,由于对心肌炎的病原学进一步了解和诊断方法的改进,心肌炎已成为常见心脏病之一,对人类健康构成了不同程度的威胁,因而对此病的诊治研究也正日益受到重视。其中,胸闷、心悸常可提示心脏波及,心脏扩大、心律失常或心力衰竭为心脏明显受损的表现,心电图 ST-T 改变与异位心律或传导阻滞反映心肌病变的存在。但对于怀疑为病毒性心肌炎的患者,提倡进行心脏活检以行病理学检查。

但分离病毒检查或特异性荧光抗体检查存在以下几个问题。

(1)患者不宜接受。

(2)炎性组织在心肌中呈灶状分布,由于活检标本小而致病灶标本不一定取到。

(3)提取 RNA 的质量和检测方法的敏感性不同。

(4)心脏上有病毒存在,而血液中不一定有抗原或抗体检出;心脏上无病毒存在,而心脏中有抗原或抗体检出;即使二者构成阳性反应也不足以证实有病毒性心肌炎存在;只有当感染某种病毒并引起相应的心脏损害时,心脏和血液检查呈阳性反应才有意义。在检查血液中抗原或抗体时,也会因检测试剂、检查方法、操作技术的不同而使结果迥异。

因此,病毒性心肌炎的确诊相当困难。由于抗病毒药物的疗效不显著,目前建议采用中西医结合疗法。有人用黄芪、牛磺酸及一般抗心律失常等药物为主的中西医结合方法治疗病毒感染性心肌炎,取得了比较满意的效果,如中药黄芪除具有抗病毒、调节免疫、保护心肌的作用,还可拮抗病毒感染心肌细胞对 L 型钙离子通道的增加,抑制内向钠钙交换电流,改善部分心电活动,清除氧自由基,而广泛应用于临床。牛磺酸是心肌游离氨基酸的重要成分,也可通过抑制病毒复制,抑制病毒感染心肌细胞引起的钙电流增加,使受感染而降低的最大钙电流膜电压及外向钾电流趋于正常,使心肌细胞钙内流减少,在病毒性心肌炎动物模型及临床病毒性心肌炎患者中,具有保护心肌、改善临床症状等作用。

第五章

骨 科 护 理

第一节 颈 椎 病

颈椎病指因颈椎间盘本身退变及其继发性改变刺激或压迫相邻脊髓、神经、血管和食管等组织引起相应的症状或体征。依次以 $C_{5\sim6}$、$C_{4\sim5}$、$C_{6\sim7}$ 为好发部位，以中老年人、男性多见。

一、病因与发病机制

(一)颈椎间盘退行性变

颈椎间盘退行性变是颈椎病发生和发展中最基本的原因。

颈椎是脊椎骨中体积最小、活动度最大的椎体，很容易引起退行性变。退变导致椎间盘生物力学性能改变，继而纤维环的胶原纤维变性、出现裂隙。在外力作用下髓核可从此裂隙向后方突出。由于纤维环血运缺乏和生物力学改变，断裂的纤维难以愈合，使髓核的营养障碍。同时，椎间盘高度下降，颈椎出现不稳，形成凸向椎体前方或凸向椎管内的骨赘。逐渐累及软骨下骨产生创伤性关节炎，引起颈痛和颈椎运动受限。在椎间盘、椎骨退变的基础上，连接颈椎的前/后纵韧带、黄韧带及项韧带发生松弛使颈椎失去稳定性，逐渐增生、肥厚，特别当后纵韧带及黄韧带增生情况下，椎管和椎间孔容积变小。颈椎间盘退变进展到一定程度，就会影响脊髓、神经和椎动脉等，产生相应的症状。

(二)颈椎骨慢性劳损

长期的屈颈工作姿势和不良的睡眠姿势导致颈椎骨慢性劳损。而慢性劳损是颈椎关节退行性变的主要影响因素。

(三)发育性颈椎椎管狭窄

颈椎先天性椎管狭窄者更易发生退变,而产生临床症状和体征。

(四)其他因素

颈椎外伤、运动型损伤、交通意外等都可引起颈椎病。

二、分型

根据受压部位和临床表现分为以下几种。

(一)神经根型颈椎病

占颈椎病的 $50\%\sim60\%$,是最常见类型。本型主要由于颈椎间盘向后外侧突出,钩椎关节或椎间关节增生、肥大,刺激或压迫神经根所致。

(二)脊髓型颈椎病

占颈椎病的 $10\%\sim15\%$。颈椎退变致中央后突之髓核、椎体后缘骨赘、增生肥厚的黄韧带及钙化的后纵韧带等压迫脊髓,为颈椎病诸型中症状最严重的类型。

(三)椎动脉型颈椎病

由于颈椎退变机械性与颈椎节段性不稳定因素,致使椎动脉受到刺激或压迫。

(四)交感神经型颈椎病

本型发病机制尚不明确,可能和颈椎各种结构病变刺激或压迫颈椎旁的交感神经节后纤维所致。

三、临床表现

(一)神经根型颈椎病

表现为:①神经干性痛或神经丛性痛,神经末梢受到刺激时,出现颈痛和颈部僵硬。病变累及神经根时,则有明显的颈痛和上肢痛。患者表现为颈肩痛、前臂桡侧痛、手的桡侧 3 指痛。②感觉障碍、感觉减弱和感觉过敏等。上肢有沉重感,可有皮肤麻木或过敏等感觉。③神经支配区的肌力减退、肌萎缩,以大小鱼际和骨间肌为明显。压头试验阳性,表现为颈痛并向患侧手臂放射等诱发根性疼痛。

(二)脊髓型颈椎病

表现为:①颈痛不明显,主要表现为手足无力、麻木,双手持物不稳,握力减退,手不能做精细活动。走路不稳,有足踩棉花感。胸腹部有紧束感。后期可出现大小便功能障碍。②上、下肢感觉、运动和括约肌功能障碍,肌力减弱,四肢腱反射活跃,而腹壁反射、提睾反射、肛门反射减弱甚至消失。Hoffmann 征、Babinski 征、髌阵挛、踝阵挛等阳性。

(三)椎动脉型颈椎病

表现为一过性脑或脊髓缺血症状,如头痛、眩晕、听力减退、视力障碍、语言不清、猝倒等。头部活动时可诱发或加重,体位改变或血供恢复后症状可缓解。椎动脉周围的交感神经纤维受压后,也可出现自主神经症状。

(四)交感神经型颈椎病

交感型颈椎病多与长期低头、伏案工作有关,体征较少,症状较多,表现为颈痛、头痛头晕、面部或躯干麻木发凉、痛觉迟钝、无汗或多汗、眼睛干涩或流泪、瞳孔扩大或缩小、听力减退、视力障碍或失眠、记忆力减退,也可以表现为血压不稳定、心悸、心律失常、胃肠功能减退等症状。

四、实验室及其他检查

临床诊断必须依据临床表现结合影像学检查,而不能单独依靠影像学诊断作为诊断颈椎病的依据。

(一)X 线检查

可示颈椎曲度改变,生理前凸减小、消失或反常,椎间隙狭窄,椎体后缘骨赘形成,椎间孔狭窄。在动力位过伸、过屈位摄片可示颈椎节段性不稳定。表现为在颈椎过伸和过屈位时椎间位移距离>3 mm。颈椎管测量狭窄,矢状径<13 mm。

(二)CT 检查

可示颈椎间盘突出,颈椎管矢状径变小,黄韧带肥厚,硬膜间隙脂肪消失,脊髓受压。

(三)MRI 检查

T_2 像硬膜囊间隙消失,椎间盘呈低信号,脊髓受压或脊髓内出现高信号区。T_1 像示椎间盘向椎管内突入等。

五、治疗要点

(一)非手术治疗

椎动脉型、神经根型和交感型颈椎病一般能经非手术治疗而治愈。

(1)颈椎牵引:临床常用的是枕颌带牵引,取坐位或卧位,头微屈,牵引重量3～5 kg,每天2～3次,每次20～30分钟。也可行持续牵引,每天6～8小时,2周为1个疗程。脊髓型一般不采用此方法。

(2)理疗按摩:可以改善局部血循环,减轻肌痉挛,次数不宜过多,手法不宜过重,脊髓型颈椎病不宜采用推拿按摩。

(3)改善不良工作体位和保持良好的睡眠姿势。

(4)可以对症服用复方丹参片和硫酸软骨素等。

(二)手术治疗

经保守治疗半年后效果不明显影响到正常生活和工作,神经根性疼痛剧烈,保守治疗无效,上肢一些肌肉无力萎缩,经保守治疗后仍有发展趋势者,则应采取手术治疗。

对于脊髓型颈椎病,应在确诊后及时手术治疗。根据颈椎病变情况可选择颈椎前路手术、前外侧手术和后路手术。手术包括切除压迫脊髓、神经的组织,行颈椎融合术,以增加颈椎的稳定性。

六、护理评估

(一)术前评估

1.一般情况

(1)一般资料:性别、年龄、职业等。

(2)既往史:有无颈肩部急、慢性损伤史和肩部长期固定史,以往的治疗方法和效果。

(3)家族史:家中有无类似病史。

2.身体状况

(1)局部:疼痛的部位和性质,诱发及加重的因素,缓解疼痛的措施及效果,有无四肢的感觉、活动、肌力及躯干的紧束感。

(2)全身:意识状态和生命体征,生活能力,有无大小便失禁。

(3)辅助检查:患者的各项检查有无阳性发现。

3.心理-社会状况

观察患者的情绪,了解其对疾病的认知程度及对手术的了解程度。评估患者的家庭支持系统对患者的支持帮助能力等。

(二)术后评估

1.手术情况

麻醉方式、手术名称、术中情况、引流管的数量和位置等。

2.身体状况

动态评估生命体征、伤口情况及引流液颜色、性状、量。评估患者有无排尿困难和尿潴留,有无并发症发生的征象等。

七、常见护理诊断/问题

(1)低效性呼吸型态:与颈髓水肿、术后颈部水肿有关。

(2)有受伤害的危险:与肢体无力及眩晕有关。

(3)潜在并发症:术后出血、脊髓神经损伤。

(4)躯体功能活动障碍:与颈肩痛及活动受限有关。

八、护理目标

(1)患者呼吸正常、有效。

(2)患者安全、无眩晕和意外发生。

(3)术后出血、脊髓神经损伤等并发症得到有效预防或及时发现和处理。

(4)患者肢体感觉和活动能力逐渐恢复正常。

九、护理要点

(一)病情观察

重点观察患者有无眩晕、头痛、耳鸣、视力模糊、猝倒、颈肩痛、肢体萎缩等症状,及患者的工作姿势、休息姿势。

(二)非手术治疗的护理

1.病情观察

观察患者颈部及上肢是否有麻木、压痛,活动是否受限。牵引过程中保持牵引的有效性,观察有无头晕、心悸、恶心等症状,如发现上述症状及时调整牵引。

2.心理护理

颈椎病病程缓慢,治疗过程漫长,并且没有特效药物。应鼓励患者说出内心感受,积极解答其提出的问题,增加信心,消除焦虑、悲观的心理。

(三)手术护理

1.术前护理

(1)心理护理:向患者介绍手术全过程,指导患者调节情绪、缓解焦虑以配合医师手术。

(2)拟行颈椎后路手术的患者,术中需要俯卧时间较长,因此要在术前进行体位训练,以适应术中卧位。拟行颈椎前路手术的患者,为适应术中牵拉气管,可做正确、系统的气管推移训练。

(3)训练床上大小便。

(4)进行深呼吸及有效咳嗽训练,防止术后肺不张、坠积性肺炎的发生。

2.术后护理

(1)密切观察生命体征的变化,尤其是呼吸功能,及时发现因颈椎前路手术牵拉气管后产生黏膜水肿、呼吸困难。

(2)术后搬动患者时保持颈部平直,切忌扭转,术后患者平卧位,维持脊柱平直,颈肩两侧沙袋固定。颈部垫软枕,保持颈部稍前屈的生理弯曲。

(3)观察伤口敷料渗血情况,引流液的颜色、性质、量,准确记录。发现切口肿胀、发音改变、呼吸困难,要迅速配合医师拆开缝线、取出血肿。如症状不缓解可行气管切开。

(四)健康指导

对于非手术治疗患者,嘱保持正确的工作姿势,经常变换体位。卧床休息时选择高低合适的枕头,以保持脊椎的生理弯曲。根据患者情况行肢体的主动和被动活动。增强肌肉的力量,防止肌肉萎缩和关节僵硬。对手术患者在术后第1天可指导进行上、下肢的小关节主、被动功能锻炼。术后2~3天可进行上肢的抓握训练,下肢的屈伸训练。术后3~5天可带颈托下床活动。颈围固定要延续到术后3~4个月,逐步解除固定。注意寒冷季节保暖。

十、护理评价

通过治疗患者是否:①维持正常、有效的呼吸。②未发生意外发伤害、能陈述预防受伤的方法。③未发生并发症,若发生得到及时处理和护理。④患者肢体感觉和活动能力逐渐恢复正常。

第二节 四肢骨折

一、概述

四肢骨折包括上肢骨折、下肢骨折,常见的有锁骨骨折、肱骨干骨折、肱骨髁上骨折、尺桡骨骨折、股骨颈骨折、股骨干骨折、胫腓骨骨折等。

（一）护理评估

1.术前评估

（1）健康史。①一般情况：患者的年龄、职业特点、运动爱好、日常饮食结构、有无酗酒等。②受伤情况：了解患者受伤的原因、部位和时间、受伤时的体位和环境、外力作用的方式、方向和性质、伤后患者功能障碍及伤情发展情况、急救处理经过等。③既往史：重点了解与骨折愈合有关的因素，如患者有无骨质疏松、骨折、骨肿瘤病史或手术史。④服药史：患者近期有无服用激素类药物及药物过敏史等。

（2）身体状况。①全身：评估患者有无威胁生命的严重并发症；观察意识和生命体征；观察有无低血容量性休克的症状。②局部：评估患者骨折部位活动及关节活动范围，有无骨折局部特有特征和一般表现；皮肤是否完整，开放性损伤的范围、程度和污染情况；有无其他并发症。

（3）心理及社会因素：患者的心理状态取决于损伤的范围和程度。多发性损伤患者多寻住院和手术治疗，由此形成的压力影响患者和家庭成员的心理状态和相互关系。故应评估患者和家属的心理状态、家庭经济情况及社会支持系统。

（4）辅助检查：评估患者的影像学和实验室检查结果，以帮助判断病情和预后。

2.术后评估

（1）固定情况：评估切开复位固定术是否维持有效状态。

（2）并发症：评估术后是否出现并发症。

（3）康复程度：患者是否按照计划进行功能锻炼，功能恢复情况及有无活动功能障碍引起的并发症。

（4）心理状态和认知程度：评估患者对康复训练和早期活动是否配合，对出院后的继续治疗是否了解。

（二）常见护理诊断/问题

（1）有周围神经、血管功能障碍的危险：与骨和软组织创伤、石膏固定不当有关。

（2）疼痛：与骨折、软组织损伤、肌痉挛和水肿有关。

（3）有感染的危险：与组织损伤、开放性骨折、牵引或应用外固定架有关。

（4）潜在并发症：休克、肌萎缩、关节僵硬、骨筋膜室综合征、深静脉血栓形成等。

(三)护理目标

(1)维持正常的组织灌注,皮肤温度和颜色保持正常,末梢动脉搏动有利。

(2)患者疼痛逐渐减轻直至消失,感觉舒适。

(3)患者未发生骨或软组织感染等并发症。

(4)患者能独立行走或借助助行器行走,能自我护理并掌握功能锻炼和康复知识。

(四)护理措施

1.现场急救

(1)抢救生命:骨折患者,尤其是严重骨折者,往往合并其他组织和器官的损伤。应检查患者全身情况,首先处理休克、昏迷、呼吸困难、窒息或大出血等可能威胁患者生命的紧急情况。

(2)包扎止血:绝大多数伤口出血可用加压包扎止血。大出血出血时可用止血带止血,最好使用充气止血带,并应记录所用压力和时间。止血带应每40～60分钟放松1次,放松时间以局部血流恢复、组织略有新鲜渗血为宜。若骨折端已戳出伤口并已污染,又未压迫重要血管或神经,则不应现场复位,以免将污染物带到伤口深处。若在包扎时骨折端自行滑入上口内,应做好记录,以便入院后清创时进一步处理。

(3)妥善固定:凡疑有骨折者均应按骨折处理。对闭合性骨折者在急救时不必脱去患肢的衣裤和鞋袜,肿胀严重者可用剪刀剪开衣袖和裤脚。骨折有明显畸形,并有穿破软组织或损伤附近重要血管、神经的危险时,可适当牵引患肢,使之变直后再行固定。

(4)迅速转运:患者经初步处理后,应尽快转运至就近医院进行治疗。

2.一般护理

(1)疼痛护理:根据疼痛原因进行对症处理。若因创伤骨折引起的疼痛,现场急救中给予临时固定可缓解疼痛。若因伤口感染引起,应及时清创并应用抗生素治疗。疼痛较轻时可鼓励患者听音乐或看电视转移注意力。疼痛严重时遵医嘱给予止痛药。

(2)患肢缺血护理:骨折局部内出血、包扎过紧、不正确使用止血带或患肢严重肿胀等原因均可导致患肢血液循环障碍。应严密观察肢端有无剧痛、麻木、皮温降低、皮肤苍白或青紫、脉搏减弱或消失等血液灌注不足的表现。一旦出现应对因对症处理。

（3）并发症的观察和预防：观察患者意识和生命体征、患肢远端感觉、运动和末梢血液循环等，若发现骨折早期和晚期并发症，应及时报告医师，采取相应处理措施。

（4）心理护理：向患者及家属解释骨折的愈合是一个循序渐进的过程，充分固定能为骨折断端连接提供良好的条件，正确的功能锻炼可以促进断端生长愈合和患肢功能恢复。对骨折可能遗留残疾的患者，应鼓励患者表达自己的思想，减轻患者及家属的心理负担。

（5）生活护理：指导患者在患肢固定期间进行力所能及的活动，为其提供必要的帮助，如协助进食、进水和翻身等。

（6）加强营养：指导患者进食高蛋白、高维生素、高热量的食物，多饮水。

（五）健康教育

1.安全指导

指导患者及家属评估家庭环境的安全，妥善放置可能影响患者活动的障碍物，如散放的家具。指导患者安全使用步行辅助器械或轮椅。行走练习时需有人陪伴，以防跌倒。

2.功能锻炼

告知患者出院后坚持功能锻炼的意义和方法。指导家属如何协助患者完成各种活动。

3.复查

告知患者若骨折远端肢体肿胀或疼痛明显加重，肢体感觉麻木、肢端发凉、夹板、石膏或外固定器松动等，立即到医院复查并评估功能恢复情况。

（六）护理评价

（1）主诉骨折部位疼痛减轻或消失，感觉舒适。

（2）肢端维持正常的组织灌注，皮肤温度和颜色正常，末梢动脉搏动有力。

（3）出现并发症时被及时发现和处理。

二、锁骨骨折

锁骨是上肢与躯干的连接和支撑装置，呈 S 形。中外 1/3 是锁骨的力学薄弱部，骨折时容易受损。锁骨后方有锁骨下血管、臂丛神经，骨折可损伤这些血管、神经。

（一）病因与发病机制

锁骨骨折多数病例由间接暴力引起。多见于侧方摔倒时,肩、手或肘部着地。力传导至锁骨,发生斜形或横形骨折。直接暴力可由胸上方撞击锁骨,导致粉碎性骨折,较少见。骨折后若移位明显,可引起臂丛神经及锁骨下血管的损伤。

（二）临床表现

锁骨骨折后,出现肿胀、瘀斑和局部压痛,为减少肩部活动导致的疼痛,患者常用健手托住肘部,头部偏向患侧,以减轻胸锁乳突肌牵拉骨折近端而导致疼痛。查体时,常有局限性压痛和骨摩擦感。

（三）实验室及其他检查

上胸部的正位和 45°斜位 X 线检查可发现骨折移位情况。CT 扫描可查锁骨外端关节面。

（四）诊断要点

根据物理学检查和临床症状,可对锁骨骨折做出诊断。在无移位或儿童的青枝骨折时,单靠物理检查有时难以做出正确诊断,须经 X 线或 CT 进一步检查。

（五）治疗要点

1.非手术治疗

儿童的青枝骨折及成人的无移位骨折可不做特殊治疗。采用三角巾悬吊患肢3～6周。成人有移位的中段骨折,采用手法复位后横形"8"字绷带固定 6～8周。

2.手术治疗

当骨折移位明显,手法复位困难,有骨片刺入深部组织手法复位可能造成严重后果,手法复位失败,对肩部活动要求高者,多采取手术治疗。切开复位时,根据骨折部位、类型及移位情况选择钢板、螺钉或克氏针进行固定。

（六）护理要点

1.保持有效的护理

横形"8"字绷带或锁骨带固定者,宜睡硬板床,采取平卧或半卧位,使两肩外展后伸。同时要观察皮肤的颜色,如皮肤苍白发紫,温度降低,感觉麻木,提示绷带固定较紧。要尽量使双肩后伸外展,并双手叉腰,症状一般能缓解,不缓解,调整绷带。

2.健康指导

(1)功能锻炼:骨折复位2~3天后可开始做掌指关节、腕肘关节的旋转舒缩等主动活动。受伤4周后,外固定被解除,此期功能锻炼的常用的方法有关节牵伸活动,肩的内外摆动,手握小杠铃做肩部的前上举、侧后举和体后上举。

(2)出院指导:告知患者有效固定的重要意义,横形"8"字绷带或锁骨带固定后,经常做挺胸、提肩、双手叉腰动作,缓解对腋下神经、血管的压迫。强调坚持功能锻炼的重要性,循序渐进地进行肩关节的锻炼。定期复查、监测骨折愈合情况。

三、肱骨干骨折

肱骨外科颈下1~2 cm至肱骨髁上2 cm段内的骨折称为肱骨干骨折。常见于青年和中年人。

(一)病因与发病机制

肱骨干骨折可由直接暴力或间接暴力所致。直接暴力指暴力从外侧肱骨干中段打击,至横形或粉碎性骨折,多为开放骨折。间接暴力多见于手或肘部着地,向上传导的力,加上身体倾倒时产生的剪式应力,可致肱骨中下1/3的斜形或螺旋形骨折。骨折后是否移位取决于外力作用的大小、方向、骨折的部位和肌肉牵拉方向等。可引起骨折端分离或旋转畸形。大多数有成角、短缩及旋转畸形。

(二)临床表现

骨折后,出现上臂疼痛、肿胀、畸形、皮下瘀斑和功能障碍。肱骨干可有假关节活动、骨摩擦感、骨传导音减弱或消失和患肢缩短。合并桡神经损伤时,可出现垂腕、拇指不能外展、手指掌指关节不能背伸、前臂不能旋后、手背桡侧皮肤感觉障碍等。

(三)实验室及其他检查

正、侧位 X 线片可确定骨折类型、移位方向。应包括骨折的近端及肩关节,或远端及肘关节。

(四)诊断要点

根据伤后患者的症状和体征,及 X 线正侧位片可明确骨折的类型和移位方向。

(五)治疗要点

1.手法复位外固定

在局麻或臂丛神经阻滞麻醉的基础上,沿肱骨干纵轴持续牵引,按骨折移位的相反方向,行手法复位,X线片确认复位成功后,减少牵引力,小夹板或石膏固定维持复位。成人固定 6～8 周,儿童固定4～6 周。

2.切开复位内固定

手术可以在臂丛阻滞麻醉或高位硬膜外麻醉下进行。在直视下达到解剖对位后,并用加压钢板螺钉内固定。也可用带锁髓内针或 Ender 针固定。

3.康复治疗

复位后均应早期进行功能锻炼。术后抬高患肢,进行手指主动屈伸活动。2～3 周后,即可做腕、肘、肩关节的主动活动。

(六)护理要点

1.固定的患者护理

可平卧,要保持固定不移位,悬垂石膏固定患者取坐位或半卧位,以保证下垂牵引作用。内固定术后宜取半卧位,患肢下垫枕,减轻肿胀。伴有桡神经损伤者,注意观察神经恢复情况。石膏或夹板固定者,密切观察患肢血运。术后观察伤口渗血情况。

2.功能锻炼

骨折 1 周内,做患侧上臂肌肉的主动舒缩活动,握拳、伸曲腕关节、小幅度的耸肩运动。伴桡神经损伤者,可被动进行手指的屈曲活动。2～3 周后可做肩关节内收外展活动。4 周后可做肩部外展、外旋、内旋、后伸,手爬墙等运动以恢复患肢功能。

3.健康指导

向患者解释,肱骨干骨折复位后可遗留 20°以内向前成角,30°以内向外成角,不影响功能。伴桡神经损伤者伸指伸腕功能障碍,要鼓励坚持功能锻炼。嘱其分别在术后第 1、第 3、第 6 个月复查 X 线,伴桡神经损伤者,应定期复查肌电图。

四、肱骨髁上骨折

肱骨髁上骨折指在肱骨干与肱骨髁交界处发生的骨折。多发生于 10 岁以下儿童。易损伤神经和血管,导致前臂缺血性肌挛缩,引起爪形手畸形。

(一)病因与发病机制

1.伸直型骨折

肘关节处于过伸位跌倒时,手掌着地,暴力经前臂向上,加上身体前倾,向下产生剪式应力,尺骨鹰嘴向前的杠杆力,使肱骨干与肱骨髁交界处发生骨折。骨折远端向后上移位,近折端向前下移位,尺神经、桡神经可因肱骨髁上骨折的侧方移位受伤。

2.屈曲型骨折

此型较少见,由间接暴力引起。跌倒时,肘关节屈曲,肘后方着地,暴力向上传导至肱骨下端,导致髁上屈曲型骨折。较少合并血管和神经损伤。

(二)临床表现

肘部明显疼痛、肿胀、皮下瘀斑和功能障碍,伸直型骨折肘部向后突出,近折端向前移,并处于半屈位。局部明显压痛,有骨摩擦音及假关节活动,与肘关节脱位相比较肘后三角关系正常。如果合并有正中神经、尺神经、桡神经、肱动脉损伤,则出现前臂和手相应的神经支配区的感觉减弱或消失,及相应的功能障碍。如复位不当可致肘内翻畸形。

(三)实验室及其他检查

肘部正、侧位 X 线片可以明确骨折部位、类型、移位方向,为选择治疗方法提供依据。

(四)诊断要点

根据 X 线片和受伤病史可以明确诊断。

(五)治疗要点

1.手法复位外固定

若受伤时间短,血循环良好,局部肿胀不明显者,可行手法复位后外固定。给予局部麻醉或臂丛神经阻滞麻醉。在持续牵引下,行手法复位,使患肢肘关节屈曲 60°～90°给予后侧石膏托固定 4～5 周,X 线片证实骨折愈合良好,即可拆除石膏。

2.持续牵引

对于手法复位不成功,受伤时间较长,肢体肿胀明显者,可行尺骨鹰嘴牵引,牵引重量1～2 kg,牵引时间控制在 4～6 周。

3.手术复位

对于骨折移位严重,手法复位失败,有神经、血管损伤者,采取手术复位。复位方法有经皮穿针内固定、切开复位内固定。

（六）护理要点

1.保持有效的固定

观察固定的屈曲角度，离床活动时要用三角巾悬吊患肢于胸前。发现固定体位改变时，要及时给予纠正。

2.严密观察

重点观察患肢的血液循环、感觉、活动情况，以利于及时发现外伤后肱动脉、正中神经、尺桡神经的损伤。

3.康复锻炼

复位固定后当日可作握拳、屈伸手指练习，1周后可作肩部主动活动，并逐渐加大运动幅度。3周后去除外固定，可作腕、肘、肩部的屈伸练习。伸直型骨折注意恢复屈曲活动，屈曲型骨折注意恢复增加伸展活动。

五、尺桡骨干双骨折

尺、桡骨干骨折可由直接暴力、间接暴力、扭转暴力引起，青少年多见，占各类骨折的6%。

（一）病因与发病机制

1.直接暴力

由重物打击、机器或车轮的直接碾压，导致同一平面的横形或粉碎性骨折。

2.间接暴力

跌倒时手掌着地，暴力通过腕关节向上传导，暴力作用首先使桡骨骨折。若暴力较强，则通过骨间膜向内下方传导，可引起低位尺骨斜形骨折。

3.扭转暴力

跌倒时前臂旋转、手掌着地，或手遭受机器扭转暴力，导致不同平面的尺桡骨螺旋形骨折或斜形骨折。可并发软组织撕裂、神经、血管损伤，或合并他处骨折。

（二）临床表现

伤侧前臂出现疼痛、肿胀、成角畸形及功能障碍，主要不能进行旋转活动。局部明显压痛，严重者出现剧痛、患肢肿胀、手指屈曲。可扪及骨折端、骨摩擦感及假关节活动。听诊骨传导音减弱或消失。严重者可发生骨筋膜室综合征。

（三）实验室及其他检查

正位及侧位X线片可见骨折的部位、类型及移位方向，及是否合并有桡骨头脱位或尺骨小头脱位。

(四)诊断要点

可依据临床检查、X线正侧位片确诊。

(五)治疗要点

1.手法复位外固定

可在局部麻醉或臂丛神经阻滞麻醉下进行,重点是矫正旋转移位,恢复骨膜紧张度,紧张的骨间膜牵动骨折端复位。复位成功后,用小夹板或石膏托固定。

2.切开复位内固定

不稳定骨折或手法复位失败者倾向于切开复位,螺钉钢板或髓内针内固定术治疗。

(六)护理要点

1.保持有效的固定

注意观察石膏或夹板是否有松动和移位。

2.维持患肢良好血液循环

术后抬高患肢,观察患肢皮肤的颜色、温度、有无肿胀及桡动脉搏动情况。如出现剧痛,手部皮肤苍白、发凉、麻木,被动伸指疼痛,桡动脉搏动减弱或消失等表现时,提示骨筋膜室综合征的发生。如有缺血表现,立即通知医师处理。

3.康复锻炼

术后2周开始练习手指屈伸活动和腕关节活动。4周后开始练习肘、肩关节活动。8~10周后X线片证实骨折愈合后,可进行前臂旋转活动。

六、桡骨远端骨折

桡骨远端骨折(Colles骨折)指距桡骨远端关节面3 cm内的骨折,占全身骨折的6.7%~11%,多见于有骨质疏松的中老年人。

(一)病因与发病机制

多由间接暴力引起,通常跌倒时腕关节处于背伸位、手掌着地、前臂旋前,应力由手掌传导到桡骨下端发生骨折。骨折远端向背侧及桡侧移位。

(二)临床表现

骨折部疼痛、肿胀,可出现典型畸形,由于骨折远端向背侧移位,侧面看呈"银叉"畸形,骨折远端向桡侧移位,并有缩短桡骨茎突上移畸形,正面看呈"枪刺刀样"畸形(图5-1)。检查局部压痛明显,腕关节活动障碍,皮下出现瘀斑。

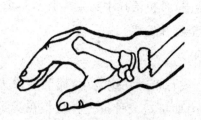

图 5-1　骨折后典型移位

(三)实验室及其他检查

X 线片可见骨折端移位表现:桡骨远骨折端向背侧移位,远端向桡侧移位,骨折端向掌侧成角。可同时有下尺桡关节脱位及尺骨茎突撕脱骨折。

(四)诊断要点

根据 X 线检查结果和受伤史可明确诊断。

(五)治疗要点

1.手法复位外固定

局部麻醉下手法复位后,用超过腕关节的小夹板固定或石膏夹板在屈腕、尺偏位固定 2 周,消肿后,腕关节中立位继续用小夹板或改用前臂管型石膏固定。

2.切开复位内固定

严重粉碎性骨折有明显移位者,桡骨下端关节面破坏;手法复位失败,或复位后不能维持固定者,应切开复位,用松质骨螺钉或钢针固定。

(六)护理要点

1.保持有效的固定

骨折复位固定后不可随意移动位置,注意维持骨折远端旋前、掌曲、尺偏位。避免腕关节旋后或旋前。肿胀消除后要及时调整石膏或夹板的松紧度。

2.密切观察患肢血液循环情况

如有无腕部肿胀、疼痛、颜色异常、皮温降低等。

3.康复锻炼

复位当天或手术后次日可做肩部的前后摆动练习,2～3 天后可做肩肘部的主动活动。2～3 周后可进行手和腕部的抗阻力练习。后期做腕部的主动屈伸练习和前臂的旋前、旋后牵引练习。

七、股骨颈骨折

股骨颈骨折指由股骨头下到股骨颈基底的骨折,多见于中、老年人,女性多于男性。由于局部血供特点,骨折治疗中易发生骨折不愈合,并且常出现股骨头坏死,老年易发生严重的全身并发症。

(一)病因与发病机制

股骨颈骨折是在站立或行走时跌倒发生,属间接暴力、低能损伤,老年人多有骨质疏松,轻微扭转暴力即可造成骨折。青壮年在受到高能暴力时可发生股骨颈骨折。

1.按骨折线走行和部位分类

分为股骨头下骨折、股骨颈骨折、股骨颈基底骨折。

2.按骨折线的倾斜角分类

分为外展骨折、中间型骨折、内收型骨折。

3.按骨折移位程度分类

分为不完全骨折和完全骨折。不完全骨折是指骨的完整性有部分中断,股骨颈部分出现裂纹。完全骨折是指骨折线贯穿股骨颈,骨结构完全破坏,包括无移位的完全骨折,部分移位的完全骨折,完全移位的完全骨折,最后一型的关节囊和滑膜破坏严重。

(二)临床表现

患侧髋部疼痛,内收型疼痛更明显,不能站立。患肢成典型的外展、外旋、缩短畸形,大转子明显突出。嵌插骨折患者,有时仍能行走或骑自行车,易漏诊。

(三)实验室及其他检查

1.X 线检查

髋部正侧位 X 线片显示骨折的部位、类型和方向。

2.CT 或 MRI 检查

骨折线不清楚或隐匿时进行,或卧床休息 2 周后再行 X 线检查。

(四)诊断要点

有移位的股骨颈骨折诊断不难。外伤史不明显,仅有局部微痛或不适,而且髋关节可屈伸,甚至可以步行,X 线检查不易发现骨折线,应进一步进行 CT 或 MRI 检查,以明确诊断。

(五)治疗要点

1.非手术治疗

适用于年老体弱或外展、嵌插稳定型骨折。

(1)持续皮牵引、骨牵引或石膏固定患肢于轻度外展位,牵引治疗后卧硬板床6～8周。

(2)手法复位。

2.手术治疗

对于内收型骨折和有移位的骨折在给予皮牵引或骨牵引复位后,经皮多枚骨圆针或加压螺纹钉内固定术。内收型有移位的骨折,手法、牵引难以复位的,应采取切开复位内固定治疗。青少年股骨、颈骨折应尽量达到解剖复位,采用切开复位内固定治疗。

3.人工股骨头或全髋关节置换术

适用于60岁以上老年人,全身情况较好,有明显移位或股骨头旋转,陈旧性骨折股骨头缺血坏死者。

(六)护理要点

1.维持正确的体位

正确的体位是治疗股骨颈骨折的重要措施,应解释清楚,取得配合。平卧硬板床,保持患肢外展30°中立位,并用牵引维持,防止外旋、内收。尽量避免搬动髋部。

2.保持确实有效的牵引

患肢做皮牵引或骨牵引时,应保持患肢和牵引力在同一轴线上。不能随意加减重量。牵引时间一般为8～12周。

3.密切观察病情变化

股骨头骨折患者多为老年人,要密切观察病情变化。

4.预防并发症

股骨头骨折患者行非手术治疗时需长期卧床,易发生坠积性肺炎、泌尿系统感染、压疮等。因此要鼓励深呼吸、有效咳嗽,嘱患者多喝水,骨隆突处垫软垫。

5.功能锻炼

非手术者早期可在床上做股四头肌的静力收缩,去掉牵引后,可做直腿抬高运动。3个月后可依拐杖行走,6个月后可不依靠拐杖行走。对于术后内固定者,2天后可扶患者床上坐起,3～4周后可扶拐行走,3个月后可稍负重行走,6个月后可负重行走。

八、股骨干骨折

股骨干骨折是指由小转子下至股骨髁上部位骨干的骨折。

(一)病因与发病机制

由强大的直接暴力或间接暴力所致,多见于 30 岁以下的男性。直接暴力可引起横形或粉碎形骨折,间接暴力多为坠落伤,可引起斜形骨折或螺旋形骨折。

(二)临床表现

股骨干骨折后出血多,当高能损伤时,软组织破坏,出血和液体外渗,肢体明显肿胀。常导致低血容量性休克。患侧肢体短缩、成角、旋转和功能障碍,可有骨擦感。如果损伤腘窝血管和神经,可出现远端肢体的血液循环、感觉、运动功能障碍。常见的并发症有低血容量性休克、脂肪栓塞综合征、深静脉血栓、创伤性关节炎等。

(三)实验室及其他检查

X 线正侧位片应包括其近端的髋关节和远端的膝关节。骨折早期进行血气监测,可监测脂肪栓塞的发生。

(四)诊断要点

根据受伤史及受伤后患肢缩短、外旋畸形,X 线正侧位片可明确骨折的部位和类型。

(五)治疗要点

1.儿童股骨干骨折的治疗

3 岁以下儿童股骨干骨折常用 Bryant 架行双下肢垂直悬吊牵引。牵引重量以臀部稍悬空为宜。牵引时间为 3~4 周。由于儿童骨骼愈合塑形能力强,骨折断端即使重叠1~2 cm,轻度向前、外成角是可以自行纠正的。但不能有旋转畸形。

2.成人股骨干骨折的治疗

一般采用骨牵引,持续股骨髁上或胫骨结节骨牵引,直到骨折临床愈合,一般需6~8 周。牵引过程中要复查 X 线,了解复位情况。非手术治疗失败或合并有神经、血管损伤或伴有多发性损伤不宜卧床过久的老年人可采用切开复位内固定,钢板、螺钉、带锁髓内针固定。

(六)护理要点

1.牵引的护理

小儿垂直悬吊牵引时,经常触摸患儿足部温度、颜色及足背动脉的搏动情况,以防血液循环障碍及皮肤破损。为有效产生反牵引力,注意牵引时臀部要离开床面,两腿牵引重量要相等。成人牵引时要抬高床尾,保持牵引力方向与股骨干纵轴成直线。定期测量下肢长度和力线以保持有效牵引。骨牵引针处每天消毒,严禁去除血痂。注意检查足背伸肌功能。腓骨头处加垫软垫,以防腓总神经受损伤。防止发生压疮。

2.功能锻炼

(1)小儿骨折:炎性期卧床进行股四头肌的静力收缩。骨痂形成期,患儿从不负重行走过渡到负重行走。骨痂成熟期,由部分负重行走过渡到完全负重行走。

(2)成人骨折:除疼痛减轻后进行股四头肌等长收缩外,还要练习踝关节、足关节等小关节的活动。去除外固定后,可进行行走训练,适应下床行走后,逐渐进行负重行走。

九、胫腓骨干骨折

胫腓骨干骨折指胫骨平台以下到踝上的部分发生的骨折。在长骨骨折中最多见,双骨折、粉碎性骨折及开放性骨折居多。

(一)病因与发病机制

1.直接暴力

主要的致病因素,如重物撞击、直接暴力打击、车轮碾轧等,胫腓骨骨折线在同一平面,呈横形、短斜形,高能损伤有严重肢体软组织损伤,骨高度粉碎。常见开放性骨折。

2.间接暴力

常见于弯曲和扭转暴力,如高处坠落足着地、滑倒等。局部软组织损伤轻,可发生长斜形、螺旋形骨折,双骨折时腓骨的骨折线高于胫骨骨折线,亦可造成开放性骨折。

3.胫骨骨折分类

胫骨骨折可分为三类,胫骨上 1/3 骨折,骨折远端向上移位,腘动脉分叉处受压,可造成小腿缺血或坏疽,易损伤腓总神经。胫骨中 1/3 骨折,可导致骨筋膜室综合征。胫骨下 1/3 骨折,由于血运差,软组织覆盖少,影响骨折愈合。

(二)临床表现

疼痛、肿胀、畸形和功能障碍。伴有腓总神经、胫神经损伤时,出现足下垂。如果继发有骨筋膜室综合征,远端肢体出现疼痛、肿胀、麻木、肢体苍白、感觉消失。但儿童青枝骨折及成人腓骨骨折后可负重行走。

（三）实验室及其他检查

正侧位的 X 线检查可明确骨折的部位、类型、移位情况。

（四）诊断要点

根据受伤史，膝、踝关节和胫腓骨 X 线片，对小腿肿胀明显者，警惕有无骨筋膜室综合征。

（五）治疗要点

1.非手术治疗

适合于稳定性骨折。熟悉骨折软组织损伤情况，包括可能的重要血管、神经损伤，可按逆创伤机制实施手法复位，复位后长腿石膏外固定，利用石膏塑形维持骨折的对位、对线。对于骨折手法复位失败，软组织损伤严重，合并骨筋膜室综合征者，可行跟骨骨牵引。

2.手术治疗

切开复位内固定适于不稳定骨折，多段骨折及污染不重、受伤时间较短的开放性骨折。切开复位后，螺丝钉或加压钢板、带锁髓内钉内固定。

（六）护理要点

1.牵引和固定的护理

石膏固定要密切观察患肢的疼痛程度和足趾背伸和跖屈及末梢循环情况。如怀疑神经受压，应立即减压。保持有效的牵引，做好皮肤护理，预防压疮。外固定后要把小腿抬高置于中立位。每天 2 次消毒固定针针眼周围皮肤，预防固定针感染。内固定时要观察伤口渗血渗液，以防感染。采用螺丝钉或钢板固定后，要注意预防关节僵硬。

2.功能锻炼

早期进行股四头肌的等长收缩，足趾和髌骨的被动及主动活动。跟骨牵引者，要进行髌骨被动活动和抬臀运动，以防跟腱挛缩。内固定早期做膝关节屈曲活动。除去外固定后，逐渐负重活动。

第六章

耳鼻喉科护理

第一节 分泌性中耳炎

分泌性中耳炎是以中耳积液包括浆液、黏液、浆-黏液,而非血液或脑脊液,以及听力下降为主要特征的中耳非化脓性炎性疾病。可分为急性和慢性两种,病程长达 8 周以上者即为慢性。慢性分泌性中耳炎可缓慢起病或由急性分泌性中耳炎反复发作,迁延转化而来。

此病多发生于冬春季,是儿童常见的听力下降原因之一。在上呼吸道感染后以耳闷胀感和听力减退为主要症状。由于耳痛不明显,儿童患者常被忽视。

一、病因与发病机制

病因尚未完全明确,目前认为咽鼓管功能障碍、中耳局部感染和变态反应等为其主要病因。

(一)咽鼓管功能障碍

1.咽鼓管阻塞

分为机械性阻塞及非机械性阻塞。

(1)机械性阻塞:见于腺样体肥大、鼻咽部肿瘤等。

(2)非机械性阻塞:由于细菌蛋白溶解酶破坏,咽鼓管内表面活性物质减少,影响管腔的正常开放;儿童肌肉及软骨未发育完善,中耳容易产生负压,进而引起咽鼓管管腔狭窄造成咽鼓管阻塞。

2.咽鼓管的清洁和防御功能障碍

(1)咽鼓管黏膜的黏液纤毛传输系统功能障碍。

(2)既往患过中耳炎其分泌物滞留在中耳及咽鼓管可影响纤毛传送功能。

(二)中耳局部感染

近年研究发现中耳积液中致病菌的检出率为 $22\%\sim52\%$，主要为流感嗜血杆菌和肺炎链球菌。细菌产物内毒素可能在病变迁延为慢性的过程中具有一定作用。

(三)变态反应

中耳积液中有炎性介质、细菌的特异性抗体和免疫复合物以及补体、溶酶体酶等存在，提示慢性分泌性中耳炎可能是一种由抗感染免疫介导的病理过程。

二、临床表现

(一)症状

1.听力下降

急性发病者大多于感冒后听力下降、自听增强。头前倾或偏向健侧时，因积液离开蜗窗，听力可暂时改善。但积液黏稠或液体已完全充满鼓室时，听力可不因头位变动而改变。

2.耳痛

急性者可有隐隐耳痛，常为患者的第一症状，慢性者无明显耳痛。

3.耳闷

常觉耳内闭塞或闷胀感，按压耳屏后该症状可短暂减轻。

4.耳鸣

部分患者有耳鸣，多为低调间歇性，如"噼啪"声及流水声等。当头部运动或打呵欠、擤鼻时，耳内可出现气过水声，但积液黏稠或液体已完全充满鼓室时，无上述症状出现。

(二)体征

急性期鼓膜松弛部或全鼓膜轻度弥漫性充血。鼓膜内陷，光锥缩短、变形或消失等。鼓室积液时，鼓膜呈淡黄或琥珀色，慢性者可呈灰蓝或乳白色，鼓膜紧张部有扩张的微血管。若液体不黏稠，且未充满鼓室，可透过鼓膜见到弧形液平面(图6-1)。

三、辅助检查

(一)听功能检查

1.纯音听阈测试

传导性聋，听力损失程度不一。

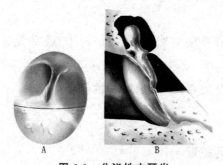

图 6-1 分泌性中耳炎

A.透过鼓膜可见液平面与液中气泡；B.鼓室剖面观示鼓室积液情况

2.声导抗测试

声导抗图对诊断有重要价值。平坦型（B 型）是分泌性中耳炎的典型曲线。负压型（C 型）示鼓室负压、咽鼓管功能不良，部分有鼓室积液。

（二）影像学检查

小儿可作 X 线头部侧位拍片，了解腺样体是否增生；中耳 CT 可以明确中耳积液情况，排除某些占位性病变。

（三）鼻咽部检查

成人需行详细的鼻咽部检查，以排除鼻咽癌。

四、治疗要点

本病的治疗原则是针对病因治疗，控制感染，改善中耳通气引流及清除中耳积液。

（一）非手术治疗

1.应用抗生素

急性期可根据病变严重程度选用合适的抗生素，但疗程不宜过长。

2.保持鼻腔及咽鼓管引流通畅

可用 1‰麻黄碱液或与激素类喷鼻剂交替滴（喷）鼻，每天 3～4 次。

3.促进纤毛运动及排泄功能

应用黏液促排剂等药物，有利于纤毛的排泄功能，降低咽鼓管黏膜的表面张力和咽鼓管开放的压力。

4.咽鼓管吹张

慢性期可采用捏鼻鼓气法、波氏球法或导管法。成人可经导管向咽鼓管口吹入激素，隔天 1 次，作短期治疗。

(二)手术治疗

可根据病情采用鼓膜穿刺抽液、鼓膜切开术、鼓室置管术。积极治疗鼻咽或鼻腔疾病如腺样体切除术、鼻中隔矫正术、鼻窦炎手术等。扁桃体过度肥大,且与分泌性中耳炎复发有关者,可考虑行扁桃体切除术。

五、护理措施

(一)非手术治疗的护理

1.保持鼻腔和咽鼓管通畅

(1)教会患者正确的滴鼻法和擤鼻方法。①正确擤鼻法:擤鼻时应一侧一侧擤。按压一侧鼻翼,擤出另一侧鼻腔内分泌物。同法擤另一侧。②滴鼻法:嘱患者轻轻擤出鼻腔分泌物(鼻腔有填塞物者除外),取仰卧位,头尽量后仰,可在肩下垫枕头,使头部与身体成直角。每侧滴入 3～4 滴药液,轻轻按鼻翼数次使药液均匀分布在鼻腔黏膜上。保持原位 2～3 分钟后坐起。

(2)可采用波氏球法(小儿)、导管法或捏鼻鼓气法行咽鼓管吹张,应向患者特别讲解捏鼻鼓气法的方法及有关注意事项,使患者能正确实施。

2.遵医嘱合理用药

使用抗生素控制感染;糖皮质激素减轻炎性渗出和机化;黏液溶解性药促进分泌物排出。

3.饮食指导

禁烟、酒;避免浓茶、咖啡及过冷、过热、辛辣刺激性食物。

(二)手术治疗的护理

1.术前护理

(1)一般准备:完善术前常规检查。术前 1 天根据医嘱及病情需要完成药物皮肤敏感试验。

(2)饮食:局麻患者术前 2 小时禁食水。全麻患者术前至少禁食水 6 小时。

(3)耳部准备:根据需要剃除患侧耳郭周围头发,一般为距发际 3～4 cm。清洁耳郭及周围皮肤,术前将女性患者头发梳理整齐,充分暴露术区皮肤。

2.术后护理

(1)休息与活动:全麻未清醒前去枕平卧,头偏向一侧。局麻及全麻清醒后采取平卧位、健侧卧位或半卧位,次日可起床轻微活动。头部适当制动,勿过度活动及摇摆。

(2)病情观察:①密切观察生命体征变化,根据医嘱给予心电监护及持续低流量吸氧。②观察外耳道有无血性液体流出,如有异常应及时通知医师。③保持外耳道清洁防止污水进入耳内。

(3)饮食护理:如术后无恶心、呕吐,全麻清醒 3 小时后可进流质或半流质饮食,3～5 天根据患者病情逐步改为普食。

3.健康指导

(1)告知患者积极治疗引起分泌性中耳炎的原发疾病。

(2)提高家长对疾病的认识,10 岁以下儿童应定期行筛选性声导抗检测。

(3)嘱患者生活要规律,加强锻炼,增强体质,预防感冒。

(4)飞机起飞或降落时,可做吞咽或张口说话动作,以保持咽鼓管两端压力平衡。

(5)已行鼓膜切开或置入中耳通气管的患者:避免耳内进水,防止中耳感染。嘱患者勿剧烈活动以免通气管脱出。嘱患者勿自行挖耳,勿用力擤鼻涕、打喷嚏。

4.心理护理

向患者及家属讲解疾病的病因和治疗方法,消除其疑虑,使之积极配合治疗。

第二节 传 导 性 聋

传导性聋是指外界声波在传入内耳的途径中,受外耳道或中耳病变的影响,使进入内耳的声能减弱,导致不同程度的听力减退。

一、病因与发病机制

(一)畸形

先天性耳郭畸形或后天性耳郭缺损,先天性外耳道闭锁,中耳畸形等。

(二)炎症

外耳道炎症引起的外耳道狭窄,鼓膜炎症或粘连,急性或慢性中耳炎等。

(三)外伤

耳郭缺损,外耳道外伤致外耳道狭窄,鼓膜外伤,听骨链中断或颞骨骨折累及中耳。

(四)阻塞

外耳道异物,耵聍栓塞,外耳及中耳肿瘤等。

二、辅助检查

(一)听功能检查

1.音叉检查

Rinne 试验(一);Weber 试验:偏患侧;Schwabach 试验:受测试侧耳骨导延长。是传导性聋的重要特征。

2.纯音听力测试

骨导听阈基本正常,气导听阈>60 dB。

3.声阻抗检查

可判断鼓室气压功能和听骨链的完整性。

(二)影像学检查

可根据上述检查结果选定 X 线、CT 或 MRI 检查,以协助确定病变的部位、范围及程度。

三、治疗要点

(一)药物治疗

感染引起的传导性聋可应用合适的抗生素促进炎症消退。也可应用激素和抗组胺药物减少渗出,促进听力恢复。

(二)手术治疗

在确定咽鼓管功能及耳蜗功能正常后,大多数的传导性聋可经过耳显微外科手术重建听力。

(三)其他治疗

因各种原因不能手术者可配戴助听器。

四、护理措施

(一)用药护理

遵医嘱定时定量用药,并观察用药后反应。

(二)选配助听器

协助患者选配适合的助听器。

(三)行人工耳蜗植入术

1.休息与活动

(1)术后6小时内平卧位头偏向健侧。

(2)术后6小时后勿患侧卧位以免压迫手术切口。

(3)禁止头部剧烈运动及下颌骨活动,以防电极脱落或植入物移位导致耳蜗植入后无功能。

2.病情观察

(1)密切观察患者意识和生命体征变化,根据医嘱给予心电监护及持续低流量吸氧。

(2)观察局部情况:有无皮下血肿,切口敷料有无渗血。

(3)观察患者有无耳鸣、眩晕及面瘫等症状,如有异常应及时通知医师。

3.饮食护理

如术后无恶心、呕吐,全麻清醒3小时后可给予易消化、高蛋白、高维生素流质或半流质饮食,避免咀嚼使下颌骨频繁活动导致切口不愈合或植入物移位。

4.开机调试及听觉语言康复训练

术后1个月开机调试,由弱渐强定期调试至稳定。开机1个月后可进行听觉语言康复训练。

(三)其他手术治疗的患者

详见本章第一节中"分泌性中耳炎"。

(四)健康指导

(1)积极治疗原发疾病,讲解相关知识,使患者及家属配合治疗。

(2)加强孕产期保健,提高家长对疾病的认识,重视听力筛查,做到早发现、早诊断、早治疗。

(3)患者生活要规律,加强锻炼,增强体质,预防感冒。

(4)远离强噪声环境。如在强噪声环境工作者要注重自我保护。

(5)慎用耳毒性药物。

(五)心理护理

经常与患者沟通,对重度听力损失的患者可采取写字板、手势或肢体语言与其沟通,解除患者顾虑以配合治疗。

第三节 急性鼻窦炎

急性鼻窦炎主要是鼻窦黏膜的急性卡他性或化脓性炎症,严重者可累及骨质及周围组织、邻近器官,引起严重并发症。致病菌多为化脓性球菌,如肺炎链球菌、溶血性链球菌、葡萄球菌等。另外,厌氧菌感染也较常见,常为混合感染。

一、病因与发病机制

(一)全身因素

(1)过度疲劳、受寒受湿、营养不良等因素引起全身抵抗力下降。

(2)生活与工作环境不洁。

(3)特应性体质、全身性疾病如糖尿病、甲状腺疾病和急性传染病(流感、麻疹、白喉)等均可诱发本病。

(二)局部因素

1.鼻腔疾病

急慢性鼻炎、鼻中隔偏曲、中鼻甲肥大、变应性鼻炎、鼻息肉等。

2.邻近器官的感染病灶

如扁桃体、腺样体炎、拔牙及根尖感染等。

3.创伤性

鼻窦外伤骨折或异物进入鼻窦,污水进入鼻窦等。

4.医源性

鼻腔内填塞物留置过久。

5.气压伤

高空飞行迅速下降致窦腔负压,使鼻腔污物吸入鼻窦。

二、临床表现

(一)症状

1.全身症状

出现畏寒、发热、食欲缺乏、便秘、全身不适等。儿童可发生呕吐、腹泻、咳嗽等消化道和呼吸道症状。

2.局部症状

持续性鼻塞、大量脓性或黏脓性鼻涕、头痛和局部疼痛为本病最常见症状。各鼻窦引起头痛和局部疼痛各有特点。

(1)急性上颌窦炎:多位于上颌窦前壁-尖牙窝处,且可反射至额部及牙槽。多晨起轻,午后重。

(2)急性额窦炎:前额部周期性疼痛。晨起直立后脓性分泌物积聚于窦底和窦口,排出后窦内产生负压或真空,即感头痛,至午后脓性分泌物逐渐排空,负压改善,晚间则完全消失,次日又反复发作。

(3)急性筛窦炎:可觉内眦部或鼻根部疼痛,晨起重,午后轻。

(4)急性蝶窦炎:定位较深,多不准。为眼球后或枕后钝痛,可引起广泛的放射性痛。晨起轻,午后重。

(二)体征

头面部可出现特定部位的局部压痛。前鼻镜检查见鼻黏膜充血、肿胀,尤以中鼻甲和中鼻道黏膜为甚。鼻腔内有大量黏脓或脓性分泌物。

(三)并发症

可引起眶内蜂窝织炎、眶壁骨膜下脓肿、球后视神经炎等眶内并发症以及硬脑膜外脓肿、化脓性脑膜炎、脑脓肿、海绵窦血栓性静脉炎等颅内并发症,但较少见。

三、辅助检查

(一)鼻内镜检查

可观察鼻腔解剖结构是否有变异;各鼻窦自然开口有无阻塞或异常引流;窦腔内是否有积脓等。

(二)影像学检查

1.鼻窦 CT 扫描

可显示病变范围及鼻腔鼻窦黏膜病变程度等。

2.鼻窦 X 线片检查

可见窦腔形态变化及窦内黏膜不同程度增厚等。

(三)上颌窦穿刺冲洗

为诊断性穿刺。必须在患者无发热和在抗生素控制下施行。冲洗出的脓性分泌物可作细菌培养和药物敏感试验,有利于进一步治疗。

四、治疗要点

治疗原则为根除病因、解除鼻腔鼻窦引流和通气障碍、控制感染和预防并发症。

(一)全身用药

1.抗生素

尽量选择敏感抗生素,及时控制感染,防止发生并发症或转为慢性。

2.糖皮质激素

不做常规用药,其作用是抗炎、减轻水肿。应注意及时调整用量,如必须使用也应限制在7天以内,以防止并发症。

3.抗组胺类药

以减轻鼻腔黏膜水肿程度。

4.黏液稀释及改善黏膜纤毛活性药物

稀释脓性分泌物,恢复黏膜纤毛活性,有利于分泌物排出。

(二)局部治疗

1.鼻内镜下吸引

用吸引管吸除鼻道内分泌物,观察窦口是否阻塞、黏膜是否水肿及窦内黏膜的病变程度。

2.体位引流

促进引流鼻窦内分泌物。

3.物理治疗

局部热敷、短波透热或红外线照射等。

4.鼻腔冲洗

用注射器或专用鼻腔冲洗器。

5.上颌窦穿刺冲洗

应在急性上颌窦炎无并发症、全身症状消退和局部炎症基本控制且化脓性病变已局限化时施行。每周冲洗1~2次,直至再无脓液冲出为止。冲洗后可向窦腔内注入抗生素药液以达到局部消炎的作用。

6.额窦环钻引流术

急性额窦炎保守治疗无效且病情加重时,为避免额骨骨髓炎和颅内并发症,可行此术。

五、护理措施

(一)一般护理

嘱患者注意休息,多饮水,清淡饮食,保持大便通畅。

(二)病情观察

密切观察鼻塞、鼻腔分泌物性质、头痛及局部疼痛等病情变化,注意患者有无高热不退、头痛加剧、眼球活动受限、眼球突出等颅内、眶内并发症的表现。

(三)用药护理

遵医嘱正确使用抗生素和滴鼻液且观察用药效果。

(四)高热护理

物理降温或遵医嘱使用降温药物。

(五)行上颌窦穿刺冲洗护理

对于行上颌窦穿刺冲洗的患者,护士需做好操作的配合及护理。

(六)健康指导

(1)积极治疗相关的局部或全身疾病。

(2)教会患者正确使用滴鼻药、鼻腔冲洗、体位引流和正确擤鼻方法。

(3)嘱患者坚持治疗,用药至症状消失后1周,避免病程迁延或反复发作。

(4)嘱患者如果出现高热不退,头痛加剧,眼球运动受限、眼球突出等症状立即就诊。

(5)保持生活、工作环境清洁、通风。

(6)嘱患者加强锻炼,增强身体抵抗力,预防感冒。

第四节　慢性鼻窦炎

慢性鼻窦炎多因急性鼻窦炎反复发作未彻底治愈而迁延所致,可单侧发病或单窦发病,但双侧发病或多窦发病极为常见。

一、病因与发病机制

病因和致病菌与急性化脓性鼻窦炎相似。某些特应性体质与本病关系密切。亦可直接慢性起病,如牙源性上颌窦炎。

二、临床表现

(一)症状

1.全身症状

轻重不等,时有时无。常表现为精神不振、易倦、头痛头晕、记忆力减退、注意力不集中等。

2.局部症状

(1)脓涕:为主要症状之一。脓性或黏脓性,量多。牙源性上颌窦炎的鼻涕常有腐臭味。

(2)鼻塞:为另一主要症状,常因鼻黏膜肿胀、息肉样变、鼻内分泌物较多或稠厚所致。

(3)头痛:一般情况下并无此症状,或不如急性鼻窦炎者严重,表现为钝痛或闷痛。头痛多有时间性或固定部位,经鼻内用减充血剂、蒸汽吸入等治疗后头痛缓解。

(4)嗅觉损害:嗅觉减退或消失。

(5)视功能障碍:多为眶并发症引起,主要表现为视力减退或失明(球后视神经炎所致),也有表现为其他视功能障碍如眼球移位、复视和眶尖综合征等。

(二)体征

前鼻镜检查见鼻黏膜慢性充血、肿胀或肥厚,中鼻甲肥大或息肉样变,中鼻道变窄、黏膜水肿或有息肉。牙源性上颌窦炎者可见牙病变。后组鼻窦炎者咽后壁有时可见到脓液或干痂附着。

(三)并发症

严重者或可出现球后视神经炎等眶内并发症。

三、辅助检查

(一)鼻内镜检查

可观察鼻腔解剖结构是否有变异、息肉的来源和范围、鼻腔是否有新生物等。并可直观地观察到脓性引流的来源、窦口黏膜形态等。

(二)影像学检查

鼻窦 CT 扫描、鼻窦 X 线片对本病诊断有重要意义。尤其是 CT,对病变范围的判断更加准确。

(三)鼻窦 A 型超声波检查

适用于上颌窦和额窦检查。

(四)上颌窦穿刺冲洗

通过穿刺冲洗了解窦内脓液的性质、量、有无恶臭等,并行脓液细菌培养和药敏试验。

四、治疗要点

(一)局部用药

鼻腔内应用减充血剂和糖皮质激素,改善通气和引流。

(二)鼻腔冲洗

可用生理盐水冲洗鼻腔,每天 1～2 次,清除鼻腔分泌物。

(三)上颌窦穿刺术

冲洗每周 1 次,清除上颌窦腔内脓性分泌物,并可灌入抗生素。适用于上颌窦炎。

(四)负压置换法

用负压吸引法使药液进入鼻窦。应用于额窦炎、筛窦炎和蝶窦炎,最宜用于慢性全组鼻窦炎者。

(五)鼻腔手术

鼻中隔偏曲、中鼻甲肥大、息肉或息肉样变、肥厚性鼻炎和鼻腔肿瘤等造成窦口阻塞,必须手术矫正或切除。

(六)鼻窦手术

在规范的保守治疗无效后可选择鼻窦手术治疗。手术方式可分为传统手术和鼻内镜手术。传统手术方式包括上颌窦根治术、鼻内筛窦切除术、鼻外额窦根治术等。鼻内镜鼻窦手术也称为功能性鼻内镜鼻窦手术。手术的关键是解除鼻腔和鼻窦口的引流和通气障碍,尽可能地保留鼻腔和鼻窦结构,保持和恢复鼻腔和鼻窦的生理功能。功能性内镜鼻窦手术,具有创伤小、面部无瘢痕、术后恢复快等优点,目前占主要地位。

五、护理措施

(一)体位引流

用 1% 的麻黄碱收敛鼻腔黏膜,使窦口通畅,正确进行体位引流。保持要求的体位 15 分钟,引流方法如下。①上颌窦炎:头前倾 90°,患侧向上。②额窦炎:头位直立。③前组筛窦炎:头位稍向后仰。④后组筛窦炎:头位稍向前俯。⑤蝶窦炎:低头,面向下将额部和鼻尖抵在某一平面。

(二)术前护理

1.病情观察

(1)观察患者有无鼻腔黏膜肿胀、咽部充血等感冒症状。

(2)鼻腔出血患者:观察生命体征;出血的颜色、性质及量;口腔内分泌物性质及量。

(3)观察有无并发症的发生:①鼻腔分泌物性质,如有清水样分泌物流出应警惕脑脊液鼻漏。如有脑脊液鼻漏发生给予患者头高卧位,避免用力咳嗽和擤鼻,限制饮水量和食盐摄入量,保持大便通畅。②观察患者有无眼睑水肿、压痛,患者眼球运动情况及视力情况。警惕眶内并发症的发生。

2.常规准备

(1)一般准备:完善术前常规检查,包括鼻窦 CT、X 线检查等。术前 1 天根据医嘱及病情需要完成药物皮肤敏感试验。

(2)鼻部准备:①保持术区周围皮肤清洁。剪去患侧鼻毛,如息肉或肿物过大已长至鼻前庭则不宜再剪鼻毛。男性患者应剃净胡须。②检查鼻腔黏膜情况,排除急性炎症,手术应待炎症消退后进行。

(3)饮食:局麻患者术前 2 小时内禁食水,全麻患者术前至少禁食水 6 小时。

(4)心理护理:向患者说明手术的目的和意义及术中可能发生的情况、术后注意事项,减轻其焦虑感。使患者积极配合手术,树立起治愈疾病的信心。

(三)术后护理

1.休息与活动

全麻未清醒前去枕平卧,头偏向一侧。局麻及全麻清醒后采取半卧位,次日可起床轻微活动。

2.病情观察

(1)密切观察生命体征变化,根据医嘱给予心电监护及持续低流量吸氧。

(2)观察鼻腔分泌物颜色、性质及量。如后鼻孔有血液流下嘱患者要吐出,防止血液流入胃内引起恶心呕吐。如血性分泌物颜色加深、量增多应及时通知医师。

(3)嘱患者勿用力咳嗽及打喷嚏,防止纱条脱出引起出血。教会患者如有喷噎感可做深呼吸或用舌尖抵住硬腭,还可用手指按压人中缓解。

3.饮食护理

如术后无恶心、呕吐,局麻患者术后 2 小时、全麻患者清醒 3 小时后可进温凉流质或半流质饮食,少量多餐保证营养摄入。由于鼻腔填塞将软腭下压可引起鼻腔反流现象。故可告知患者如发生上述现象可进食黏稠半流食或软食。不可过急,一次进食一小口,少量多次,以保证进食量。

4.疼痛护理

向患者说明术后鼻腔填塞的必要性及可能出现的头痛、牙痛等症状。告知患者鼻腔填塞时间、撤出填塞物后症状可消失,以增加患者的耐受力。必要时遵医嘱给予镇痛药。

5.口腔护理

保持口腔清洁,防止口腔感染,促进食欲。

6.撤除鼻腔填塞物的护理

术后 24 小时或 48 小时后将撤除鼻腔填塞物,嘱患者提前进食,避免因患者紧张、疼痛引起低血糖反应甚至晕厥。

7.健康指导

(1)向患者说明预防本病的重要性。锻炼身体,增强体质,均衡营养,预防感冒,及时治疗鼻部、眼部及口腔的各种疾病。

(2)改善生活和工作环境,保持清洁和通风。

(3)养成良好的生活习惯,避免过度劳累,戒除烟酒嗜好。

(4)术后遵医嘱正确用药,坚持足疗程用药,鼻腔冲洗,定期复查。

(5)术后 1 个月内避免剧烈活动。

第七章

感染科护理

第一节 流行性乙型脑炎

一、疾病概述

(一)概念和特点

流行性乙型脑炎简称乙脑,由乙型脑炎病毒引起,以脑实质炎症为主要病变的中枢神经系统急性传染病。其临床特征为高热、意识障碍、抽搐、呼吸衰竭。重症患者可留有后遗症。

乙脑病毒抵抗力不强,对温度、乙醚和酸均很敏感。加热 100 ℃,2 分钟;56 ℃,30 分钟可以灭活。乙脑是人畜共患的自然疫源性疾病,动物(家畜如猪、牛,家禽如鸭、鸡等)或人受感染后出现病毒血症是本病的传染源。蚊虫为其主要传播媒介,流行于夏秋季。人群普遍易感,感染后可获持久免疫力。

(二)发病机制与相关病理生理

病毒随蚊虫叮咬侵入机体,在单核-吞噬细胞内繁殖,继而进入血液循环引起病毒血症。若不侵入中枢神经系统则呈隐性或轻型感染,仅在少数情况下,例如机体免疫力低下、病毒量多、毒力强时,病毒才通过血-脑屏障进入中枢神经系统,引起脑炎。主要病理变化:神经细胞变性、肿胀与坏死,可形成大小不等、散在的软化灶。脑实质中有淋巴细胞和大单核细胞浸润。脑实质和脑膜血管扩张、充血,大量浆液性渗出,产生脑水肿。

(三)临床特点

典型乙脑临床表现分为初期、极期、恢复期和后遗症期。极期临床表现主要有持续高热、意识障碍、惊厥或抽搐和呼吸衰竭。高热、惊厥及呼吸衰竭是乙脑极期的严重症状,三者相互影响,其中,呼吸衰竭常为致死的主要原因。后遗症可表现为意识障碍、痴呆、失语及肢体瘫痪、癫痫等。癫痫后遗症可持续终生。

临床上根据发热、意识障碍、抽搐程度、病程长短、有无后遗症等病情轻重不同,把乙脑分为轻型、普通型、重型及极重型。

(四)辅助检查

1.血常规检查

血常规检查显示白细胞计数增高。

2.脑脊液检查

脑脊液检查显示为无菌性脑膜炎改变:压力增高,外观无色透明或微浊,白细胞计数轻度增加,氯化物正常,糖正常或偏高。

3.血清学检查

特异性 IgM 抗体测定和补体结合试验。

4.病原学检查

病毒分离和病毒核酸检测。

(五)治疗原则

(1)主要为对症治疗,处理高热、抽搐和呼吸衰竭等危重症状是乙脑患者抢救成功的关键。

(2)高热以物理降温为主,可用小量阿司匹林或肌内注射安乃近。

(3)持续高热伴反复抽搐者可加用亚冬眠疗法。

(4)惊厥或抽搐给予去除病因及镇静止痉。

(5)脑水肿所致者以脱水治疗为主。

(6)呼吸道痰阻者,应及时吸痰,并给予吸氧,必要时气管切开。

(7)脑实质炎症应及时予镇静止痉。

(8)呼吸衰竭应根据引起呼吸衰竭的原因给予相应的治疗。

(9)中枢性呼吸衰竭可用呼吸兴奋剂。

(10)恢复期及后遗症期应进行功能训练。

二、护理评估

(一)流行病学史评估

评估患者是否有家畜家禽,特别是猪的接触史;是否被蚊子叮咬;是否有乙脑感染史;是否发生在夏秋季节及患者的年龄。

(二)一般评估

1.生命体征

体温高达39℃以上,呼吸衰竭时表现为呼吸表浅,节律不整、叹息样呼吸、潮氏呼吸以至于呼吸停止;发生循环衰竭时,血压可下降,脉搏细速,颅内高压时可出现血压升高,脉搏变慢。有无出现意识障碍,例如嗜睡、昏迷。

2.患者主诉

患者常有发热、头疼症状,伴有恶心呕吐等,患儿家长诉有昏迷和抽搐等。

3.相关记录

记录生命体征、神志、瞳孔大小及对光反射、肌张力、神经反射等。

(三)身体评估

1.头颈部

观察有无急性面容;有无口唇发绀,双瞳孔直径及对光反射情况。有无局部小抽搐,婴幼儿颅内高压时可见前囟隆起;重症患者恢复期可出现神志迟钝、痴呆。

2.肺部

并发支气管肺炎听诊呼吸音粗,坠积性肺炎可闻及湿啰音。

3.其他

观察患者有无肢体阵挛性抽搐、全身抽搐或强制性痉挛等。

4.神经系统评估

(1)较大儿童及成人均有不同程度的脑膜刺激征。

(2)若锥体束受损,常出现肢体痉挛性瘫痪、肌张力增强,Babinski征阳性。

(3)小脑及动眼神经受累时,可发生眼球震颤、瞳孔扩大或缩小,不等大,对光反应迟钝等。

(4)自主神经受损常有尿潴留、大小便失禁;浅反射减弱或消失,深反射亢进或消失。

(四)心理-社会评估

患者在疾病治疗过程中的心理反应与需求,家长的反应及支持系统,后遗症期的康复需求等。

(五)辅助检查结果评估

白细胞及中性粒细胞有无升高;氯化物、糖是否正常;脑脊液压力有无增高,脑脊液外观颜色等。

(六)常用药物治疗效果的评估

1.亚冬眠疗法的评估

(1)评估生命体征变化:观察神志、体温、瞳孔变化,四肢及皮肤颜色;呼吸节律、幅度、方式、呼吸音;评估肌张力。

(2)观察抗惊厥药对呼吸的抑制作用,有无发生误吸。

(3)评估对外界的刺激反应有无减弱,有无瞳孔缩小、对光反射迟钝、呼吸深慢、深反射减弱或消失。

2.呼吸衰竭用药评估

(1)评估呼吸形态有无改变。

(2)指尖血氧饱和度和血气分析结果。

3.脱水治疗的评估

(1)有无电解质紊乱;生化检查有无低钾、低钙。

(2)准确记录出入量。

三、护理诊断/问题

(一)体温过高

体温过高与病毒血症及脑部炎症有关。

(二)意识障碍

意识障碍与中枢神经系统、脑实质损害、抽搐、惊厥有关。

(三)气体交换受损

气体交换受损与呼吸衰竭有关。

(四)躯体移动障碍

躯体移动障碍与意识障碍、感觉运动缺失、瘫痪、长期卧床有关。

(五)有皮肤完整性受损的危险

皮肤完整性受损与昏迷、长期卧床有关。

(六)有受伤的危险

受伤与惊厥、抽搐发作有关。

四、护理措施

(一)隔离要求

按接触传播隔离,预防蚊虫叮咬,病房有防蚊和降温设备,亚冬眠治疗者室内温度应维持在 30 ℃以下。

(二)休息与环境

患者应卧床休息。环境安静、光线柔和,防止声音、强光刺激患者。

(三)病情观察

注意患者的意识状态、瞳孔大小、对光反射,体温变化,血压改变,呼吸频率、节律、幅度的改变,以早期发现脑疝的临床表现。观察惊厥发作先兆,例如烦躁不安、口角抽动、指(趾)抽动、两眼凝视、肌张力增高等,以及发作次数、发作持续时间、抽搐的部位和方式。准确记录出入量。

(四)意识障碍的护理

根据意识障碍不同的原因,给予相应的护理:脑水肿所致者以脱水为主。呼吸道分泌物堵塞者,应清除口咽分泌物,以保持呼吸道通畅,并吸氧。舌后坠阻塞呼吸道可用缠有纱布的舌钳拉出后坠舌体并使用简易口咽通气管,必要时行气管切开。

(五)生活护理

做好眼、鼻、口腔的清洁护理,每天用漱口液清洁口腔 2 次,口唇涂以液状石蜡,以防干裂。定时翻身、拍背,骶尾部等受压处应经常按摩,防止压疮形成。注意患者安全,防止坠床,必要时用床栏或约束带约束。有吞咽困难或昏迷者,以鼻饲或静脉补充足够水分和营养。

(六)健康教育

(1)康复期患者有肢体瘫痪者,应注意协助使其肢体保持功能位,并进行按摩和被动运动,防止肌肉挛缩和功能障碍。失语、痴呆等神经精神症状者,应鼓励患者坚持康复训练和治疗,使残疾减到最低程度。

(2)流行季节前对猪进行疫苗接种,能有效控制乙脑在人群中的流行。大力开展防蚊、灭蚊工作。对 10 岁以下儿童和初进入流行区的人员进行疫苗接种。

五、护理效果评估

(1)患者体温下降。

(2)患者意识恢复、水电碱质平衡。

(3)患者呼吸平稳。

(4)患者皮肤完整性良好。

第二节　流行性出血热

一、疾病概述

(一)概念和特点

流行性出血热亦称肾综合征出血热,是由流行性出血热病毒(EHFV)引起的急性、地方性、经鼠传播的自然疫源性传染病。临床上以发热、休克、充血、出血和急性肾功能损害为主要表现。

EHFV 不耐热和不耐酸,37 ℃和 pH 5.0 以下易灭活,56 ℃高温 30 分钟和100 ℃高温1分钟可灭活。对紫外线、乙醇和碘酒等消毒剂敏感。传染源在我国是鼠类,主要通过不同途径接触鼠类带有病毒的排泄物而感染。人群普遍易感。有明显高峰季节,主要与传染源的密度和带毒率改变有关。

(二)发病机制与相关病理生理

本病发病机制未完全清楚,多数研究认为是病毒直接作用与病毒感染诱发免疫损伤及细胞因子和介质共同作用的结果。以小血管和肾脏病变最明显。基本病变是全身小血管广泛受损,可见其内皮肿胀、变性和坏死,引起各脏器病变。

(三)临床特点

特征性临床表现为发热、出血和肾损害。典型病例病程中有发热期、低血压休克期、少尿期、多尿期和恢复期的五期经过。

1.发热期

除发热外主要表现有全身中毒症状,毛细血管损伤和肾损害征。毛细血管损伤,主要表现为充血、出血和渗出水肿征。患者面部、颈部及上胸部明显充血潮红(三红)。腋下、胸背部皮肤呈条索点状或搔抓样瘀点。肾损害主要表现为蛋白尿和尿镜检发现管型等。

2.低血压休克期

多数患者发热末期或热退同时出现血压下降,甚至休克,可出现烦躁、谵妄。休克持续过久,可出现 DIC、休克肺、脑水肿、急性肾衰竭等。

3.少尿期

少尿期主要临床表现为尿毒症、酸中毒和水电解质紊乱。严重患者发生高血容量综合征和肺水肿。

4.多尿期

尿量逐渐增加,若水和电解质补充不足或继发感染,可发生继发性休克,也可发生低钠、低钾症状。

5.恢复期

尿量逐渐恢复至正常,精神及食欲恢复。

(四)辅助检查

1.血常规

白细胞计数逐渐升高,出现异常淋巴细胞,血小板下降。

2.尿常规

患者可出现尿蛋白,尿中还可有红细胞、管型或膜状物。

3.血液生化检查

血尿素氮及肌酐在低血压休克期开始升高,多尿后期开始下降。血钾在发热期和休克期处于低水平,少尿期升高,多尿期又降低。

4.凝血功能检查

高凝期凝血时间缩短,消耗性低凝血期则纤维蛋白原降低,凝血酶原时间延长和凝血酶时间延长,进入纤溶亢进期则出现纤维蛋白降解物(FDP)升高。

5.免疫学检查

早期患者的血清及尿沉渣细胞均可检出 EHF 病毒抗原,有助于病原诊断。特异性抗体检查:包括血清 IgM 和 IgG 抗体。IgM(1∶20)为阳性。IgG(1∶40)为阳性,双份血清滴度 4 倍以上有确诊价值。

(五)治疗原则

(1)抓好"三早一就近"(早诊断,早休息,早治疗,就近到有医疗条件的医疗机构救治)是本病治疗的关键。

(2)治疗中要注意防治休克、肾衰竭和出血。

(3)发热期应控制感染,减轻外渗,中毒症状重者可给予地塞米松 5～10 mg 静脉滴注。预防 DIC。

(4)低血压休克期应补充血容量,纠正酸中毒,应用血管活性药物与肾上腺皮质激素。

(5)少尿期应稳定内环境,促进利尿,可用甘露醇或呋塞米,也可使用导泻疗法或透析疗法。

（6）多尿期主要是维持水与电解质平衡,防治继发感染。

（7）恢复期应补充营养,逐步恢复工作。

二、护理评估

（一）流行病学史评估

评估患者居住地是否多老鼠,有无接触死鼠或鼠类排泄物,有无被鼠类咬伤史等。

（二）一般评估

1.生命体征

患者体温以稽留热和弛张热多见,心率加快或有心律失常;呼吸急促。高血容量综合征血压升高、脉搏洪大、脉压增大和心率增快等。肺水肿时患者呼吸急促、呼吸困难、发绀等。

2.患者主诉

评估患者有无全身中毒症状,例如疲乏、全身酸痛等和消化道症状。

3.相关记录

记录患者神志、皮肤、出入量等结果。

（三）身体评估

1.头颈部

观察充血、渗出及出血的表现:有无“三红”的表现,皮肤瘀斑的分布、范围及有无破溃出血,颜面部有无水肿等。

2.肺部

听诊有无呼吸音粗,有无干湿啰音。

3.腹部

触诊患者腹部有无压痛、反跳痛。肾脏有无叩击痛。

（四）心理-社会评估

评估患者对疾病知识的了解情况,患者在疾病治疗过程中的心理反应与需求,家庭及社会支持情况。

（五）辅助检查结果评估

实验室检查有无血液浓缩,异型淋巴细胞,血小板减少和蛋白尿。血液和尿沉渣细胞中是否检出特异性抗原和血清中检出特异性抗体。有无水电解质酸碱平衡失调。

(六)常用药物治疗效果的评估

(1)低分子右旋糖酐偶可见变态反应,例如发热、胸闷、呼吸困难、荨麻疹等。

(2)碳酸氢钠溶液剂量偏大或存在肾功能不全时,可出现水肿、精神症状、肌肉疼痛或抽搐、呼吸减慢、口内异味、异常疲倦虚弱等。

三、护理诊断/问题

(一)体温过高

体温过高与病原体感染有关。

(二)组织灌注量改变

组织灌注量改变与出血、感染、少尿和多尿等有关。

(三)疼痛

疼痛与全身中毒血症有关。

(四)潜在并发症

1.出血

出血与毛细血管损伤、凝血功能异常有关。

2.电解质紊乱

电解质紊乱与利尿、脱水、补液等有关。

3.肺水肿

肺水肿与少尿血容量增多有关。

4.感染

感染与抵抗力下降有关。

5.急性肾衰竭

急性肾衰竭与肾血流不足有关。

四、护理措施

(一)病情观察

观察生命体征,神志变化。注意有无出血、尿量及尿的颜色变化,记录24小时出入量。

(二)休息和饮食

急性期需绝对卧床休息,避免随意搬动患者,至恢复期逐渐增加活动量。发热期给予高热量、高维生素、富有营养的流质或半流质饮食,少量多餐。少尿期,严格控制入量,限制钠盐及钾盐的食物。

(三)疼痛的护理

患者有头痛、腰痛、眼眶痛等症状时,给予相应的解除疼痛的护理,创造舒适、安静的环境,减少噪声对患者的刺激,给予按摩止痛或按医嘱给予止痛药。

(四)发热的护理

观察发热的程度及热型、伴随症状并记录。每4小时测体温1次,体温>38.5 ℃时,可在体表大血管处进行冷敷,不宜用乙醇擦浴、禁忌使用发汗退热药,以防大汗引起休克。遵医嘱补充液体。

(五)并发症的观察及护理

1.出血

观察出血的表现,有无咯血、呕血、便血、血尿、鼻衄以及注射部位有无渗血等。嘱患者勿用手挖鼻孔,以免损伤黏膜,引起出血。注意口腔清洁,刷牙尽量使用软毛牙刷,勿用牙签剔牙。勿用力搔抓皮肤。注射后针眼按压时间需延长,以防止出血及皮下血肿。遵医嘱应用药物。

2.心力衰竭、肺水肿

注意观察有无呼吸困难、烦躁、心率增快、咳粉红色泡沫痰、肺底啰音等。发现左心功能不全表现后应立即停止输液或控制输液速度,并报告医师按医嘱用药,给予20%～30%乙醇湿化给氧。

(六)健康教育

(1)预防出血热的根本措施是灭鼠。搞好环境卫生和室内卫生,清除垃圾,消灭老鼠的栖息场所。严防鼠类污染食物;做好个人防护。

(2)患者出院后仍应休息1～3个月。生活要有规律,保证足够睡眠,安排力所能及的体力活动,以不感疲劳为度。

(3)预防接种:重点人群可行沙鼠肾细胞疫苗(Ⅰ型汉坦病毒)和地鼠肾细胞疫苗(Ⅱ型汉坦病毒)注射。

五、护理效果评估

(1)患者体温恢复正常。

(2)患者血压平稳。

(3)患者自觉疼痛减轻、疲乏好转、食欲好转。

(4)患者尿量恢复正常,渗出征减轻,皮肤黏膜出血好转。

(5)患者维持水电解质平衡。

第三节 流行性腮腺炎

一、疾病概述

(一)概念和特点

流行性腮腺炎是儿童和青少年中常见的急性呼吸道传染病,由腮腺炎病毒所引起,其临床特征为发热和腮腺非化脓性肿胀、疼痛。病毒可累及各种腺组织、神经系统及心、肝、肾、关节等器官,因而易并发脑膜脑炎、睾丸炎、胰腺炎、乳腺炎、卵巢炎等。

腮腺炎病毒属副黏液病毒,是核糖核酸(RNA)型病毒,直径为 85~300 nm。病毒存在于早期患者的唾液、血液、脑脊液、尿及甲状腺中。病毒对理化因素的作用均甚敏感,来苏、乙醇、甲醛等可于 2~5 分钟内将其灭活,暴露于紫外线下迅速死亡。在 4 ℃时其活力可保持 2 个月,37 ℃时可保持 24 小时,加热至 55~60 ℃,10~20 分钟即失去活力。

传染源为早期患者和隐性感染病例。实验证明隐性感染病例在流行时所占比例较大,为 30%~50%,由于本身无症状,易被忽略而不予以隔离而造成疾病广为传播。自腮腺肿大前 6 天至肿大后 9 天具有高度传染性。本病通过飞沫经呼吸道感染。人群普遍易感,但由于 1 岁以内婴儿体内尚有获自母体的特异性抗体,成人中约 80% 通过显性或隐性感染而产生一定的特异性抗体,因此约 90% 的病例发生于 1~15 岁的儿童。流行性腮腺炎为世界各地常见的传染病,全年均可发病,在温带地区以春、冬季最多,在热带无明显季节性差异。在儿童集体机构、部队以及卫生条件不良的拥挤人群中易造成暴发流行。病后可获持久免疫力。

(二)发病机制与相关病理生理

腮腺炎病毒侵入口腔黏膜和鼻黏膜,在上皮组织中大量增殖后进入血循环(第一次病毒血症),经血流累及腮腺及一些组织,并在其中增殖,再次进入血循环(第二次病毒血症),侵犯未受累及的一些脏器,引起相应器官的炎症。各种腺组织如睾丸、卵巢、胰腺、胸腺、甲状腺等均有受侵的可能,脑、脑膜、肝及心肌也常被累及,脑膜脑炎就是病毒直接侵犯中枢神经系统的后果,故腮腺炎的临床表现变化多端。

腮腺的非化脓性炎症为本病的主要病变。由于腮腺导管的部分阻塞,使唾液的排出受到阻碍,唾液中的淀粉酶排泄受阻而循淋巴进入血流,再从尿中排出,故患者血清及尿淀粉酶升高。本病病毒易侵犯成熟的睾丸,幼年患者很少发生睾丸炎。胰腺可充血、水肿,胰岛有轻度退化及脂肪性坏死。

(三)临床特点

流行性腮腺炎潜伏期为 8～30 天,平均为 18 天。患者大多无前驱期症状,而以耳下部肿大为首发征象。少数病例可出现肌肉酸痛、食欲缺乏、倦怠、头痛、低热、结膜炎、咽炎等症状。本病大多起病较急,有发热、畏寒、头痛、咽痛、食欲不佳、恶心、呕吐、全身疼痛等,数小时至 1～2 天后腮腺即显肿大。腮腺肿大最具特征性,一侧先肿胀,也有两侧同时肿胀者,一般以耳垂为中心,向前、后、下发展,状如梨形而具坚韧感,边缘不清。当腺体肿大明显时出现胀痛及感觉过敏,张口咀嚼及进酸性饮食时更甚。局部皮肤变紧发亮,表面灼热,有轻触痛。颌下腺或舌下腺也可肿大,腮腺四周的蜂窝组织亦可呈水肿。舌下腺肿大时可见舌及颈部肿胀,可出现吞咽困难。

腮腺管口(位于上颌第二磨牙旁的颊黏膜上)在早期常有红肿。唾液开始分泌增加,继之因潴留而减少。腮腺肿胀大多于 1～3 天达高峰,持续 4～5 天逐渐回复正常,整个病程 10～14 天。不典型病例可以单纯睾丸炎或脑膜脑炎的症状出现,也有仅见颌下腺或舌下腺肿胀者。

(四)辅助检查

1.常规检查

白细胞计数大多正常和稍增加,有睾丸炎者白细胞计数可以增高。有并发症时白细胞计数可增高,偶有类白血病反应。尿常规一般正常,有肾损害时可出现尿蛋白和管型。

2.血清和尿淀粉酶测定

90％患者的血清淀粉酶有轻至中度增高,尿中淀粉酶也增高,有助诊断。淀粉酶增高程度往往与腮腺肿胀程度成正比。血脂肪酶增高,有助于胰腺炎的诊断。

3.血清学检查

(1)中和抗体试验:低滴度如 1：2 即提示现症感染。近年来应用凝胶内溶血法,与中和试验基本一致,而比中和抗体的检测简便迅速,但方法上还需进一步改进。

（2）补体结合试验：病程早期及第 2～3 周双份血清效价有 4 倍以上增高或 1 次血清效价达 1∶64 即有诊断意义。

（3）血凝抑制试验：用鸡胚受病毒感染，其羊水及尿囊液可使鸡的红细胞凝集。流行性腮腺炎患者恢复期血清有很强的抑制凝集作用，而早期血清的抑制凝集作用较弱，如 2 次测定效价相差 4 倍以上，即为阳性。

4.病原学检测

（1）特异性抗体检测：常用 ELISA 法检。血清流行性腮腺炎特异性 IgM 抗体效价增高是近期感染的诊断依据。对流行性腮腺炎病毒感染后不表现腮腺炎，但呈脑膜脑炎或脑炎的病例，可检测脑脊液中特异性 IgM 抗体来明确诊断。

（2）抗原检测：近年来有用特异性抗体或单克隆抗体来检测流行性腮腺炎病毒抗原，可作早期诊断。

（3）RNA 检测：应用 RT-PCR 和巢式 PCR 技术检测流行性腮腺炎病毒 RNA 敏感度高，可明显提高患者的诊断率。此外，TaqMan 探针的一步法实时定量 PCR 可测定从 10～108 copy/mL 的病毒载量，该法敏感度和特异度均高。

（4）病毒分离：腮腺肿大前 6 天至肿大后 9 天可从唾液中分离到病毒。并发脑膜脑炎或脑炎时脑脊液也常可分离到病毒。起病 2 天内血中可查到病毒。起病 2 周内尿液可查到病毒。

（五）治疗原则

1.一般治疗

按呼吸道传染病隔离。卧床休息，注意口腔卫生，饮食以流质、软食为主，适当增加维生素。

2.对症治疗

高热头痛和腮腺胀痛，可用解热镇痛药。并发睾丸炎者可予以睾丸冷敷，己烯雌酚 1 mg，每天 3 次，5～7 天。颅内高压患者可用 20％甘露醇 1～2 g/kg，静脉推注，每 4～6 小时 1 次。

3.抗病毒治疗

发病早期可用利巴韦林，1 g/d，儿童 15 mg/kg，静脉滴注，疗程 5～7 天。亦可应用小剂量干扰素，100 万～300 万 U 皮下注射，每天 1 次，疗程 5～7 天，能使腮腺炎和睾丸炎症状较快消失。

4.肾上腺皮质激素

尚无肯定疗效，对重症或并发脑膜炎、心肌炎、睾丸炎时可考虑短期使用。

地塞米松 5～10 mg,静脉滴注,3～5 天。

5.预防睾丸炎

青春期及男性成人患者,为预防睾丸炎的发生,早期可应用己烯雌酚 1 mg,每天 3 次,3～5 天。

二、护理评估

(一)流行病学史评估

注意询问当地有无腮腺炎流行史,在 2～3 周内有无与腮腺炎患儿的密切接触史。有无麻疹、腮腺炎、风疹疫苗接种史,既往有无腮腺炎病史。

(二)症状、体征评估

评估患儿有无上呼吸道感染的前驱症状,重点评估有无腮腺炎症状、体征,如有无耳痛、咀嚼困难,以耳垂为中心的局部肿胀、压痛,有无腮腺管口的红肿。其他腺体如颌下腺、舌下腺、睾丸有无肿胀,有无发热、头痛、呕吐、颈项强直、神志改变等中枢神经系统受累的表现。

(三)心理-社会评估

流行性腮腺炎是一种常见的急性传染病,可累及包括腮腺在内的多个器官,临床症状多变,且易产生生殖系统、神经系统并发症,患者易产生惊慌失措等不良心理反应。要评估患者对疾病的心理状态、产生相应的情绪反应及对疾病知识的了解情况。要评估流行区儿童群体机构对疾病的应对方式及参与防治的态度。

(四)辅助检查结果评估

白细胞计数大多正常或稍增加,淋巴细胞相对增多。90%的患者血清淀粉酶有轻至中度增高,尿中淀粉酶也增高,有助于诊断。淀粉酶增高程度往往与腮腺肿胀程度成正比。脑脊液压力稍高,细胞数及蛋白量稍增多,符合病毒性感染的表现,对非典型病例,有条件时可作病毒分离和血清中特异性抗体测定。

三、护理诊断/问题

(一)疼痛

疼痛与腮腺肿胀有关。

(二)体温过高

体温过高与病毒感染有关。

(三)知识缺乏

患者及家属缺乏家庭护理及预防知识。

(四)有传播感染的危险

传播感染与病原体播散有关。

(五)潜在并发症

睾丸炎、卵巢炎与病毒侵入生殖腺体有关;脑膜脑炎与病毒侵入脑组织有关。

四、护理措施

(一)隔离要求

按呼吸道传染病隔离,一般患者可家庭隔离,病情较重或有并发症者需住院隔离。隔离期限自发病开始至腮腺消肿和症状消失为止,一般不少于 10 天。因被传染源唾液所污染的物品,在短时间接触易感者的口腔亦能引起感染,故患者用过的食具、毛巾等应予煮沸消毒,患者使用过的被褥及玩具等,可置于日光下暴晒或以紫外线照射消毒。

(二)休息和活动

保持病房安静,发热期及有并发症者均应卧床休息,热退及轻症患者可允许在室内活动,但要适当限制活动,不可劳累。

(三)营养与饮食

患者可因张口及咀嚼食物使局部疼痛加重,宜给予富有营养且易消化的半流质或软食,如稀饭、面汤、面条等。不宜给予酸、辣、甜味及硬而干燥的食物,否则会刺激唾液腺分泌增多,可因排出通路受阻而致腺体肿痛加剧。

(四)病情观察

密切观察患者有无高热、寒战、头痛、睾丸肿痛、坠胀感等,如有异常应立即与医师联系处理。

(五)对症护理

1.发热的护理

密切监测患者体温,如体温超过 39 ℃以上者,可用物理降温或给予适当的退热剂口服。鼓励患者多饮水,成人每天保持饮水 1 500~2 000 mL。遵医嘱给予板蓝根冲剂、补液等治疗。保持皮肤清洁干燥,出汗后及时擦干并更换衣服,保持口腔清洁,预防继发细菌感染。指导和协助患者经常用生理盐水或复方硼砂溶液漱口,以清除口腔内食物残渣。

2.疼痛的护理

患者急性期应卧床休息。保持口腔清洁,协助患者饭后、睡前用生理盐水或复方硼砂溶液漱口。常规给予如意金黄散或青黛散调醋敷局部,每天 1～2 次。疼痛较剧者,可进行腮腺局部间歇冷敷。忌酸辣等饮食,以防加剧疼痛。

(六)心理护理

本病多发生于儿童及青少年,易产生恐惧心理,需耐心与患者交谈,介绍疾病的特点和发展趋势,使其消除不良心理反应,主动配合治疗和护理。

(七)并发症的观察与护理

1.脑膜脑炎

脑膜脑炎多见于腮腺肿胀后 1 周,可有高热、嗜睡、头痛、呕吐、脑膜刺激征阳性等表现,应密切观察生命体征及瞳孔变化,若有变化。立即告知医师,保持患儿安静,限制探视。嘱患者卧床休息,颅内压较高者注意取去枕平卧位。呕吐频繁者可暂禁饮食,给予静脉补液。有高热、头痛及烦躁不安者,可给予头部冷敷或服用退热止痛剂,重症患者可静脉滴注肾上腺皮质激素。颅内压增高者应静脉给予甘露醇或山梨醇等脱水剂。

2.睾丸炎

睾丸炎多见于 10 岁以上的男孩,发生于腮腺肿大后 1 周,表现为寒战、高热、睾丸肿痛、质硬、压痛明显,可伴阴囊水肿。护理人员应主动关心患者,密切观察病情,若出现上述症状,应立即与医师联系处理。嘱患者卧床休息,用丁字带将睾丸托起。每 4 小时监测体温 1 次,遵医嘱给予解热止痛剂,静脉滴注氢化可的松或口服泼尼松。疼痛难忍者给予局部冷敷,严重者可用 2% 普鲁卡因局部封闭。

3.胰腺炎

注意观察患者有无发热、腹痛、恶心、呕吐、血及尿淀粉酶增高等急性胰腺炎表现,有异常者按急腹症处理。暂禁食,静脉输液,腹胀严重者可行胃肠减压,腹痛缓解后从少量清淡流质开始,逐渐恢复饮食。上腹部置冰袋或肌内注射阿托品、东莨菪碱等用于解痉止痛,病情较重者可遵医嘱静脉滴注氢化可的松或地塞米松。便秘者可用开塞露通便。必要时给予抗生素。

(八)健康教育

(1)单纯性腮腺炎患者,一般不需住院治疗。护士应向家属介绍腮腺炎的症状、流行特点及可能产生的并发症,并指导家属做好隔离、用药、饮食等护理工作。一旦发现并发症,应立即到医院就诊。

(2)告知家属学龄前期或学龄期的患儿在患病期间应在家隔离,疾病愈后要增加体格锻炼。做好各种计划免疫,提高机体抗病能力。

五、护理效果评估

(1)患者体温逐渐下降至正常。

(2)腮腺肿痛消失。

(3)患者能按要求进行休息和饮食。

(4)患者及家属能积极配合医务人员进行隔离、消毒工作,掌握对疾病的正确应对方式。

(5)住院期间没有发生新的潜在并发症和新的感染病例。

第八章

急诊科护理

第一节 腹 部 创 伤

腹部包括腹壁和腹腔脏器,由于腹腔脏器多,腹部损伤常伴有内脏损伤,易引起大出血和严重感染,发生休克和呼吸衰竭,死亡率可高达 10％左右。早期、正确的诊断和及时、有效的救护是减少腹部损伤患者死亡的关键。

一、发病机制

腹部创伤多见于交通事故、生活意外、斗殴、凶杀等,通常分为两类。

(一)闭合性损伤

闭合性损伤系受钝性暴力所致,若损伤仅造成单纯腹壁损伤,一般病情较轻;若合并内脏损伤,大多为严重创伤。空腔脏器破损引起弥漫性腹膜炎;实质性脏器破裂出血引起失血性休克。

(二)开放性损伤

开放性损伤分为贯穿伤和非贯穿伤,大多伴有腹内脏器损伤。

二、病情评估

(一)受伤史

了解腹部受伤史,根据受伤的部位、方式及其临床表现评估判断有无腹内脏器损伤。

(二)全身情况

(1)神志:单纯腹部伤者大多神志清楚;车祸或腹内大血管伤伴休克者,表情淡漠、紧张、烦躁不安。

(2)休克者面色苍白、四肢冰凉、口渴、尿少。

(3)呼吸:腹内脏器伤常呈胸式呼吸。

(4)脉搏与血压:有内出血和腹膜炎时脉搏增快,严重休克者血压甚至测不出。

(5)休克:实质性器官伤出出血量>1 500 mL、出血速度快者,伤后早期即有低血容量性休克;空腔脏器损伤如超过 12 小时,易并发中毒性休克。

(6)腹痛:一般单纯内出血腹痛较轻,而空腔脏器穿孔致腹膜炎者,腹痛严重。

(7)恶心、呕吐:腹壁伤无此症状,腹内脏器损伤大多伴有恶心及呕吐。

(三)体征

(1)局部体征:闭合伤腹部大多无明显创伤伤痕,少数仅见下胸腹壁淤血。开放伤应检查致伤入口。

(2)腹膜刺激征:是腹内脏器损伤的重要体征,压痛最明显的部位常是受伤脏器所在。但多器官损伤或受伤较久时,全腹均有压痛、肌紧张和反跳痛。引起腹膜炎时,腹壁呈饭状强直。

(3)肠鸣音减弱或消失。

(4)移动性浊音:腹内液体多行,腹部有移动性浊音,但休克患者不宜检查移动性浊音。

(四)腹腔穿刺术

若穿刺抽出不凝固血液,提示腹腔内出血;如抽出胃内容物或胆汁,提示胃肠或胆囊损伤;如抽出尿液,则为膀胱损伤;如无液体抽出,并不能完全排除无内脏损伤的可能,仍应严密观察病情。

三、急救护理

腹部损伤救治成功与否,与现场急救,伤情的准确判断、及时处理有密切的关系,处理危及生命的情况,迅速建立静脉通路,积极采取抗休克措施等。

(1)绝对卧床休息,无休克者取半卧位,使胸腔容积扩大,有利于改善呼吸和循环功能。减轻腹胀、腹痛,可使腹腔渗液局限,有利于引流和吸收严密脱察病情变化。

(2)保持呼吸道通畅,吸氧,防止窒息,及时清除呼吸道分泌物,有气道阻塞、喉部或气管外伤者应立即处理,必要时行气管内插管或气管切开。

(3)即建立 2~3 条静脉通道,必要时深静脉置管,输液、输血,防止休克,快速术前准备,交叉配血等,肌内注射破伤风抗毒素血清。

(4)心理护理:腹部损伤的伤员均有不同程度的恐惧心理,因此,对神志清醒伤员,安慰和鼓励患者,树立战胜疾病的信心。

(5)禁食、胃肠减压、留置导尿管,密切观察引流液的颜色、量并详细记录。

(6)如有活动性出血,应采取有效的止血措施。

(7)开放性腹部损伤且有内脏脱出,不可将脱出物叫纳腹腔内,以免加重腹腔污染,要用干净的纱布、器皿覆盖包扎,初步包扎伤口后,待进一步处理。

(8)对闭合性损伤患者,未明确诊断者禁用止痛剂,以免掩盖病情。

(9)手术治疗:开放性腹部损伤需紧急手术,应存严密观察患者病情变化的同时做好术前准备,单纯非穿透伤,可行腹壁清创缝合,有内脏损伤时,应手术止血、修补、清除异物,对闭合性腹部损伤患者,早期剖腹探查是治疗腹内脏器损伤的关键措施。

第二节　有机磷农药中毒

一、疾病介绍

有机磷杀虫药是一种被广泛地应用于农、林业的主要农药之一,工作中防护不当、农作物残留、污染食物和意外服用均可导致急性中毒。我同每年农药中毒患者在5万~10万,其中有机磷农药中毒占70%,死亡率在10%左右。有机磷农药中毒是医院急诊科的一种常见急症,病情危重、变化快、并发症多、死亡率高。

(一)定义

有机磷农药中毒是短期内大量有机磷农药进入人体,抑制了胆碱酯酶的活性,造成组织中乙酰胆碱大量积聚,出现以毒蕈碱样、烟碱样和中枢神经系统症状为主要表现的全身性疾病。

按有机磷农药对人体的毒性可分4类:①剧毒类,如甲拌磷(3911)、对硫磷(1605)、内吸磷(1059)等。②高毒类,如敌敌畏、甲基对硫磷、氧乐果、甲胺磷等。③中毒类,如乐果、敌百虫、碘依可酯等。④低毒类,如马拉硫磷、辛硫磷等。

有机磷农药是日前农业使用最广的杀虫药,对人畜具有一定毒性,大多呈油状(敌百虫为白色结晶),淡黄或棕色,有大蒜味,不溶于水而易溶于有机溶剂中,在碱性或高温条件下易分解失效。但敌百虫易溶于水,在碱性溶液中则变为毒性更强的敌敌畏。

(二)病因

1.生产性中毒

生产过程中,操作者手套破损,衣服和口罩污染,或生产设备密闭不严,化学物质泄露,杀虫药经皮肤或呼吸道进入人体引起中毒。

2.使用性中毒

喷洒杀虫药时,防护措施不当致使药液污染皮肤或吸入空气中杀虫药而引起中毒。另外,配药浓度过高或用手直接接触杀虫药原液也可引起中毒。

3.生活性中毒

主要由于误服或自服杀虫药,饮用被杀虫药污染的水源或食入污染的食品所致。滥用有机磷杀虫药治疗皮肤病或驱虫也可发生中毒。

(三)发病机制

有机磷农药主要是抑制神经系统胆碱酯酶活性。使乙酰胆碱大量堆积,作用于效应细胞的胆碱能受体,产生相应的临床表现。此外,有机磷农药亦直接作用于胆碱能受体。有的毒物经氧化后毒性增强,如对硫磷(1605)氧化为对氧磷,其抑制胆碱酯酶的活性增强 300 倍,内吸磷氧化为亚砜,其抑制胆碱酯酶的活性增强 5 倍;敌百虫侧链脱氧化后为敌敌畏。毒物及其代谢产物排泄较快,多在 24 小时内排泄。主要经尿液以代谢产物排出,少数以原药排出。

(四)临床表现

1.病史

生产性中毒,接触史较明确,非生产性中毒有的隐瞒服农药史,有的为误服,有的间接接触或摄入,要注意询问陪伴人员:患者近来情绪、生活、工作情况,现场有无药瓶、呕吐物气味等。

2.症状和体征

有机磷的毒性强,吸收后 6～12 小时血浓度达最高峰,病情发展迅速,表现复杂。

(1)毒蕈碱样症状:主要是副交感神经末梢兴奋所致,表现为平滑肌收缩和腺体分泌增加。临床表现有恶心、呕吐、腹痛、多汗,尚有流泪、流涕、流涎、腹泻、尿频、大小便失禁、心跳减慢和瞳孔缩小。支气管痉挛和分泌物增加,咳嗽、气急,严重患者出现肺水肿。

(2)烟碱样症状:又称 N 样症状,是由于乙酰胆碱在横纹肌神经肌肉接头处过度蓄积,持续刺激突触后膜上烟碱受体所致。临床表现:颜面、眼睑、舌、四肢和全身横纹肌发生肌纤维颤动,甚至强直性痉挛,伴全身紧缩和压迫感。后期出现肌力减退和瘫痪。严重时并发呼吸肌麻痹,引起周围性呼吸衰竭。乙酰胆碱还可刺激交感神经节,促使节后神经纤维末梢释放儿茶酚胺,引起血压增高、心跳加快和心律失常。

(3)中枢神经系统表现:中枢神经系统受乙酰胆碱刺激后可出现头晕、头痛、疲乏、共济失调、烦躁不安、谵妄、抽搐、昏迷等症状。

(4)中毒程度分级:①轻度中毒,有头痛、头晕、恶心、呕吐、腹痛、胸闷、乏力、出汗、视力障碍。全血胆碱酯酶活力降低至正常值的 50%~70%。②中度中毒,除上述症状外,尚有肌束颤动、瞳孔中度缩小、呼吸困难、精神恍惚、语言不清。血胆碱酯酶活力降低至正常值的30%~50%。③重度中毒,瞳孔极度缩小、心率快、呼吸困难、口唇发绀、肺水肿、呼吸衰竭、二便失禁、血压下降、抽搐、昏迷。血中胆碱酯酶活力在 30% 以上。

为便于掌握上述分度的重点,一般以只有轻度副交感神经兴奋症状和中枢神经症状者列为轻度中毒,有肌肉束颤动即属中度中毒;出现肺水肿、昏迷或呼吸抑制时则属重度中毒。若诊断有困难,可用阿托品作诊断性治疗;阿托品 1 mg加于 50%葡萄糖液 20 mL 静脉注射。若是有机磷农药中毒,症状有所好转;若不是,则出现颜面潮红、口干、口渴等不适感觉。

(五)治疗要点

1.现场急救

迅速协助患者迅速脱离中毒环境,脱去被污染的衣服,如病情及条件许可时,抢救人员可用肥皂水或清水清洗被污染的皮肤、毛发、指(趾)甲,忌用热水。如是敌百虫中毒者禁用肥皂水,眼部污染者可用2%碳酸氢钠(敌百虫除外)或生理盐水或清水连续冲洗数天。现场还应注意搜查患者周围有无药瓶及其药物名称。对于神志不清的患者,在抢救的同时,应向第 1 个发现患者的人了解当时的情况,主要是了解中毒情况。

2.院内急救

(1)洗胃:洗胃是有机磷农药中毒患者抢救的关键。洗胃时应注意的几个问题:①洗胃的时间和原则。急性有机磷口服中毒者,洗胃必须遵循及早洗、充分洗、彻底洗的原则。不应该受洗胃4～6小时排空时间的限制,超过洗胃时间者,仍应争取洗胃。因有机磷农药中毒后,使胃排空时间延缓,但由于吸收入血的有机磷农药仍不断弥散到胃肠道,故洗胃仍有效。②胃管的选择及插管方法。插管前应清除口腔内异物,采用经口插粗胃管。以利于灌洗。此方法减少痛苦,同时防止了鼻黏膜出血。在确认胃管存胃内以后,首先抽净高浓度毒液,然后灌洗。③洗胃液的选择。先采用温清水洗胃,待确认毒物后再选择合适的洗胃液。但要注意,服用敌百虫的患者不能用碳酸氢钠溶液洗胃,会增强毒性。乐果、1059、1650等中毒禁用高锰酸钾溶液洗胃,因可被氧化成毒性更强的物质。④体位与灌洗胃。洗胃采用左侧头低位,以利于毒物排出,每次灌洗胃以300～500 mL为限,如灌入量过多,液体可以从口、鼻腔内涌出,有引起窒息的危险。同时还易产生胃扩张,使胃内压上升,增加毒物的吸收。突然胃扩张又易兴奋迷走神经,引起反射性心搏骤停的危险。因此要掌握好每次的灌入量。最后以洗出液无色、无有机磷气味和进出液颜色一致为标准。

(2)对所有中毒的患者尽早建立静脉通道,遵医嘱尽早使用解毒剂:①抗胆碱药。阿托品是目前最常使用的抗胆碱药,具有阻断乙酰胆碱对副交感神经和中枢神经系统毒蕈碱受体的作用,能缓解毒蕈碱样症状,对抗呼吸中枢抑制有效。及早、适量、反复、正确使用阿托品是抢救成功的另一关键。用量应根据患者病情和个体差异。原则是早期、足量、反复和快速达阿托品化。②胆碱酯酶复能剂。临床常用解磷定、氯解磷定,足量重复使用复能剂是逆转呼吸肌麻痹的关键,早期用药,抢救过程中应边洗胃边应用,24小时内给药为黄金时间。复能剂与阿托品有协同作用,合用时阿托品用量减少,同时要警惕过量中毒的问题。

3.血液灌流的护理

对服毒量大,而且时间长者,经过一般抢救处理后仍昏迷或清醒后再度出现嗜睡甚至昏迷者,应尽早进行血液灌流。血液灌流除了可吸附毒素外,还可通过对炎症介质的清除作用,起到有效防治急性有机磷农药中毒的目的。血液灌流时,护理应加强生命体征监测,监测水、电解质、酸碱平衡状态和血糖等变化,合理应用肝素,观察有无出血征象,监测凝血功能,同时要防止空气栓塞发生。

4.做好急诊监护

(1)抗休克补液:密切监测血压、心率等生命体征变化及周围循环状态。严格记录液体出入量,动态监测中心静脉压。对低血容量患者,使用输液泵保持匀速。观察患者的尿量、颜色,对意识障碍患者,监测意识、呼吸、瞳孔、定向力及情绪变化。

(2)肺水肿的预防及处理:中毒患者需要输液,在输液过程中要观察患者的各种生命体征是否发生变化,注意患者的呼吸节律变化,控制输液的流速,防止肺水肿等并发症的发生。

二、护理评估与观察要点

(一)护理评估

(1)意识状况,生命体征,皮肤黏膜,瞳孔,循环,泌尿,血液,呼吸系统等症状。

(2)毒物的接触史:详细询问患者及陪同人员,明确毒物的种类、剂量、中毒的途径及时间。对意识障碍的患者,应询问陪同人员发现时间、当时情况以及身边有无其他异常情况(如药瓶等)。

(3)中毒的相应症状,有无出现中毒综合征:毒蕈碱样症状,烟碱样症状,中枢神经系统症状。

(4)各项检查及化验结果,如血常规、电解质、动脉血气分析、凝血功能检测等。

(5)药物治疗的效果及不良反应。

(6)洗胃的效果及不良反应。

(7)心理及社会支持状况。

(二)观察要点

1.现存问题观察

有机磷农药可通过皮肤、黏膜、消化道、呼吸道侵入人体,中毒机制是抑制胆碱酯酶活性,造成组织中乙酰胆碱积聚,而产生中毒症状,有机磷农药中毒病情变化极快。因此,严密观察病情和生命体征,特别是要注意患者的神志、瞳孔、心率、呼吸、血压的变化,保持呼吸道通畅,注意观察患者颜面、皮肤、口唇的颜色变化,加强口腔、皮肤的护理,严密观察有无阿托品化和阿托品中毒的现象。

2.并发症的观察

(1)阿托品中毒:急性有机磷农药中毒在治疗过程中容易出现阿托品中毒,尤其是从基层医院转运来的急性有机磷农药中毒患者多见,均因阿托品用药不合理所致。有机磷农药中毒致死有 60% 是阿托品中毒引起的,所以护理人员严密观察阿托品化指标和中毒症状。阿托品化指标为口下、皮肤干燥、心率 80～100 次/分。如出心动过速(≥120 次/分)、烦躁、谵妄、手有抓空感、高热,重者甚至昏迷,应考虑有阿托品中毒。在护理作中要注意阿托品注射前后症状、体征的观察,并详细记录。

注:①阿托品化。患者瞳孔较前散大,皮肤干燥、口干、颜面潮红、肺部湿啰音消失及心率加快。②阿托品中毒:患者出现瞳孔散大、神志不清、烦躁不安、抽搐、昏迷和尿潴留等症状。

(2)中间综合征(IMS):患者出现以呼吸肌麻痹致呼吸衰竭为主的综合征,称为中间综合征。中间综合征患者往往在短时间内出现呼吸衰竭、呼吸骤停而死亡。因此一旦出观中间综合征,应立即报告医师,及时准确给药、呼吸气囊手法通气或人工呼吸,做好气管插管、连接呼吸机等准备。观察痰液的颜色、量,吸痰时严格执行无菌技术。同时要注意观察患者的一般情况,如生命体征、血气分析、通气指标改变的影响。

(3)反跳现象:患者病情好转,神志清醒后,因某种原因使患者病情忽然加重,神志再次转为昏迷、心率降低、出汗、瞳孔缩小,即出现反跳现象。在治疗过程中,应观察患者的皮肤湿润度、瞳孔及心率的变化。

(4)急性呼吸衰竭:重度有机磷农药中毒者出现口唇发绀、呼吸浅短或牙关紧闭,即出现了急性呼吸衰竭中毒。要及时应用抗胆碱药和复能剂,在洗胃中严密观察患者生命体征,心率、呼吸、经皮血氧饱和度等情况,若出现呼吸浅短,应停止洗胃,立即应用特效解毒剂阿托品和复能剂,待心率、呼吸平稳后再洗。如果呼吸已停止,应立即行气管插管、机械通气后再用小型胃管经鼻腔插胃管洗胃。

(5)肺部感染:急性有机磷农药中毒患者因腺体分泌物增多致坠积、洗胃时造成误吸,可导致肺部感染。因此洗胃时灌入胃的洗胃液不超过 300 mL,以免引起呕吐,吸尽胃管内液体后再拔出胃管,以免将胃内容物漏出于口腔及咽部。吸痰时,吸口腔、咽喉部、气管的吸痰管分开。定期给患者翻身拍背,对清醒患者鼓励咳嗽、排痰,防止肺部再感染。

三、急诊救治流程

有机磷农药中毒的急诊救治流程详见图 8-1。

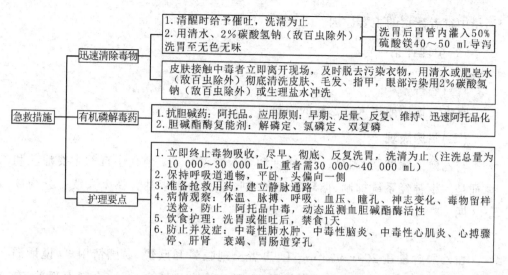

图 8-1　有机磷农药中毒的急诊救治流程图

第三节　急性酒精中毒

急性酒精中毒是由于服用过量的乙醇或酒类饮料引起的中枢神经系统兴奋及抑制状态。绝大多数乙醇在胃十二指肠和空肠的第一段吸收,十二指肠和空肠为最主要的吸收部位。乙醇进入空胃,通常30～90分钟内能完全被吸收入血。乙醇吸收入血后迅速分布于全身各组织和体液,并通过血-脑屏障进入大脑。进入体内的乙醇90%以上都是经肝氧化脱氢分解,最终变成二氧化碳和水。肝代谢主要是依靠肝内的乙醇代谢酶,不同个体酶的水平及活性不同。

一、中毒机制

乙醇的主要毒理作用是抑制中枢神经系统。首先从大脑皮质开始,选择性抑制网状结构上行激动系统,使较低功能失去控制,而呈现一时性兴奋状态,在短时间内自我控制能力减退;然后,皮质下中枢、脊髓和小脑功能受到抑制,出现共济失调等运动障碍,分辨力、记忆力、洞察力、注意力减退甚至消失,视觉、语言、判断力失常;最后抑制延髓血管运动中枢和呼吸中枢,呼吸中枢麻痹是重度酒精中毒者死亡的主要原因。

二、护理评估

(一)病史

有大量饮酒或摄入含乙醇的饮料史。

(二)临床表现

与乙醇的浓度、饮酒量、饮酒速度和是否空腹有关。急性中毒的主要症状和体征是中枢神经系统抑制、循环系统和呼吸系统功能紊乱。临床大致可分为以下 3 期。

1.兴奋期

血乙醇含量在 200～990 mg/L,患者出现眩晕和欣快,易感情用事,说话滔滔不绝,言辞动作常粗鲁无理、喜怒无常,不承认自己饮酒过量,自制力很差,有时则寂静入睡。

2.共济失调期

血乙醇含量达 1 000～2 999 mg/L。患者动作笨拙、步态不稳、言语含糊不清、语无伦次,似精神错落。

3.昏迷期

血乙醇含量达 3 000 mg/L 以上。患者由兴奋转为抑制,常昏睡不醒、呼吸慢并带鼾声、体温偏低、面色苍白、皮肤发绀、口唇微紫、脉搏细速,常呈休克状态,瞳孔正常或散大,严重者昏迷、抽搐和大小便失禁,最后发生呼吸麻痹致死。

(三)辅助检查

(1)乙醇检测:呼气中乙醇浓度与血清乙醇浓度相当。

(2)动脉血气分析:可有轻度代谢性酸中毒。

(3)血清电解质检测:可见低钾血症、低镁血症、低钙血症。

(4)血清葡萄糖检测:可有低血糖症。

(5)心电图检查:可见心律失常和心肌损害。

三、病情诊断

根据患者大量饮酒或摄入含乙醇的饮料史,临床表现为急性中毒的中枢神经抑制症状、呼气中有酒味,参考实验室检查,可作出急性酒精中毒的诊断。

四、急救护理

(一)紧急救护

1.清除毒物

轻度醉酒一般不需作驱毒处理。饮酒量过大者,如神志尚清可予以催吐,但应严防误吸;如神志已模糊者应考虑洗胃。对来诊时已处于严重状态者,应早期进行血液透析治疗。

2.解除中枢抑制作用

可用内啡肽拮抗药纳洛酮 0.4~0.8 mg,静脉注射,可每半小时左右重复注射,多数患者数次应用后可清醒。同时可用 10% 高渗葡萄糖液 500 mL 加胰岛素 8~16 U 静脉滴注,加维生素 C、B 族维生素,促进乙醇氧化。

(二)一般护理

1.卧床休息

采取侧卧位,以防呕吐致窒息和吸入性肺炎,同时要注意保暖。

2.加强病情观察

如患者出现昏迷、呼吸慢而不规则、脉搏细弱、皮肤湿冷、大小便失禁、抽搐等异常情况,要及时进行处理。

3.加强饮食指导

鼓励多饮水,绿豆汤、西瓜汁等都有较好的解酒作用,也可给予浓茶醒酒。

4.加强药物应用的护理

注意观察用药效果,如吗啡、氯丙嗪等中枢抑制剂,同时做好液体出入量记录。

5.对症治疗

保持呼吸道通畅、给氧;呼吸中枢抑制时,及时插管,机械辅助呼吸,慎用呼吸兴奋剂;及时解痉镇静,发生抽搐可用地西泮 5~10 mg 肌内注射或静脉注射,忌用巴比妥类;防止脑水肿、水电解质紊乱和酸碱平衡失调;纠正低血糖;注意防治呼吸道感染和吸入性肺炎。

6.健康指导

(1)生活指导:加强酒精中毒引起不良后果的宣传,倡导适量饮酒,严禁嗜酒的生活习惯。

(2)健康指导:加强宣传和教育,尤其是注意防止意外伤害及意外事故的发生。①意外伤害,如醉酒后可因落水、高坠、吸入呕吐物窒息而死;若冬季昏睡倒在室外,则易被冻伤甚则冻死,应予预防并避免。②意外事故,如酒后驾车肇事、打架斗殴、伤人毁物、工伤事故及其他暴力犯罪等,而且必须承担相关法律责任,应予以预防并及时制止。

第四节　急性一氧化碳中毒

一、疾病介绍

(一)定义

急性一氧化碳中毒是指人体短时间内吸入过量一氧化碳所造成的脑及全身其他组织缺氧性疾病,严重者可引起死亡。

(二)病因

1.职业性中毒

职业性中毒如矿山采掘放炮、煤矿瓦斯爆炸、火灾现场、钢铁冶炼、化肥生产、制造甲醇、丙酮等都可产生大量的一氧化碳,若通风防护不当,吸入可致中毒。

2.生活性中毒

日常生活中,煤炉产生的气体中一氧化碳含量达 6%～30%。室内门窗紧闭,火炉无烟囱或烟囱堵塞、漏气都可引起一氧化碳中毒。

(三)发病机制

一氧化碳被人体吸入进入血液后,85%与血红蛋白(Hb)结合形成稳定的碳氧血红蛋白。由于碳氧血红蛋白的亲和力是氧合血红蛋白比氧大 240 倍,而碳氧血红蛋白解离却比正常 Hb 慢 3 600 倍。因此,血液中一氧化碳与氧竞争 Hb 时,大部分血红蛋白成为碳氧血红蛋白。碳氧血红蛋白携氧能力差,引起组织缺氧,而碳氧血红蛋白解离曲线左移,血氧不易释放更加重组织缺氧。此外,一氧化碳还可与还原型细胞色素氧化酶的二价铁结合,抑制该酶活性,影响组织细胞呼吸与氧化过程,阻碍对氧利用。脑和心脏(对缺氧最敏感的器官)最易遭受损害。脑内小血管迅速麻痹扩张。脑内 ATP 无氧情况下耗尽,钠泵运转不灵,钠离子蓄积于细胞内而诱发脑细胞内水肿。

(四)临床表现

一般有明确的一氧化碳吸入史,中毒的程度与吸入时间的长短、吸入的浓度、机体对一氧化碳的敏感性、耐受性密切相关。一氧化碳急性中毒的临床表现根据碳合血红蛋白形成的程度可分为 3 级。

1.轻度中毒

血液中碳合血红蛋白占 10%～20%,患者有头痛、眩晕、心悸、恶心、呕吐、四肢无力,可有短暂的晕厥,还可诱发心绞痛发生,及时吸入新鲜空气后症状会迅速消失。

2.中度中毒

血液中碳合血红蛋白占 30%～40%,除上述症状外,患者还可昏睡或浅昏迷,瞳孔对光反应迟钝,皮肤和黏膜出现典型樱桃红色,及时抢救。呼吸新鲜空气或氧气后可较快清醒,各种症状数小时内消失,一般不留后遗症。

3.重度中毒

血液中碳合血红蛋白达到 50%以上,患者呈深昏迷,各种反射消失,瞳孔散大,血压下降,呼吸不规则,皮肤黏膜苍白或发绀,中毒性肝炎、休克、急性肾功能不全,最终呼吸空气,患者可数小时甚至数天不能清醒,死亡率高。

4.迟发性脑病(神经精神后发症)

急性一氧化碳中毒患者在清醒后,经过 2～60 天的"假愈期",可出现下列临床表现:①精神意识障碍,出现幻视、幻听、忧郁、烦躁等精神异常,少数可发展为痴呆。②锥体外系神经障碍,出现帕金森病,部分患者逐渐发生表情缺乏,肌张力增加,肢体震颤及运动迟缓。③锥体系神经损害及大脑局灶性功能障碍,可发生肢体瘫痪、大小便失禁,失语,失明等。

(五)治疗要点

1.现场急救

(1)迅速脱离中毒现场:迅速将患者转移到空气新鲜的地方,卧床休息,保暖;保持呼吸道通畅。

(2)转运:清醒的患者。保持无障碍呼吸,有条件者应持续吸氧;昏迷中的患者,除持续吸氧外,应注意呼吸道护理,避免呼吸道异物阻塞。

2.院内救护

纠正缺氧:迅速纠正缺氧状态。吸入高浓度氧气可加速 COHb 解离,增加一氧化碳的排出。目前高压氧舱治疗效果最好。呼吸停止时,应及早进行人工呼吸,或用呼吸机维持呼吸。危重患者可考虑血浆置换。

3.进一步治疗

首先建立静脉通道,遵医嘱用药,防止并发症的发生。

(1)20%甘露醇:严重中毒后,脑水肿可在 24～48 小时发展到高峰。脱水疗法很重要。目前最常用的是 20%甘露醇静脉快速滴注,也可注射呋塞米脱水。

（2）能量合剂：常用药物有三磷酸腺苷、辅酶 A、细胞色素 C 和大量维生素 C 等，促进脑细胞功能恢复。

（3）血管扩张剂：常用的有 1% 普鲁卡因 500 mL 静脉滴注，用芎嗪注射液 80 mg 溶于 250 mL 液体内静脉滴注等，防治迟发性脑病。

4.做好急诊监护

（1）应密切观察患者的生命体征，包括体温、脉搏、呼吸、血压、面色、神志、瞳孔的变化，尤其是中、重度中毒以呼吸困难、呼吸肌麻痹为主者，所以需要密切观察患者呼吸的频率、深浅度的变化；严密观察患者有无呕吐现象，观察患者的血压、神志意识及瞳孔的变化，监测水、电解质平衡，纠正酸中毒，并预防吸入性肺炎或肺部继发感染。

（2）防治并发症和后发症，加强昏迷期间的护理。保持呼吸道通畅，必要时行气管切开。定时翻身以防发生压疮和肺炎。注意营养，必要时鼻饲。高热者可采用物理降温方法，如头部用冰帽，体表用冰袋，使体温保持在 32 ℃ 左右。如降温过程中出现寒战或体温下降困难时，可用冬眠药物；严重中毒患者清醒后应继续高压氧治疗，绝对卧床休息，密切监护 2～3 周，直至脑电图恢复正常为主，预防迟发性脑病。

二、护理评估与观察要点

(一)护理评估

（1）病史评估：一氧化碳接触史。

（2）身体评估：生命体征、意识状态、瞳孔大小、头痛程度。

（3）实验室及其他检查：脑电图可见弥漫性低波幅慢波，与缺氧性脑病进展相平行。

（4）高压氧治疗的效果。

（5）有无焦虑等心理改变。

(二)观察要点

1.现存问题观察

一氧化碳中毒的后果是严重的低氧血症，从而引起组织缺氧，吸入氧气可加速 HbCO 解离，增加一氧化碳的排出。严密观察患者意识、瞳孔变化，生命体征，重点是呼吸和体温，缺氧情况。尿量改变，准确记录出入量。氧浓度过高肺表面活性物质相对减少，易出现肺不张。应严格执行给氧浓度和给氧时间，根据病情随时调整用氧流量，清醒者可间歇给氧。一氧化碳中毒 6 小时内给予高压氧治疗,可减少迟发性病的发生,并能促进昏迷患者觉醒。

2.并发症的观察

(1)吸入性肺炎及肺水肿:常于中毒2~4天发生肺水肿、肺炎、清除呼吸道分泌物及呕吐物,严密观察体温、心率、血压等变化。应用抗生素控制感染,合并肺水肿时,控制液体滴速,给予强心利尿,准确记录出入液量。

(2)脑水肿:中毒严重者,脑水肿一般在24~48小时发展到高峰,应密切观察患者有无呕吐现象。呕吐时是否为喷射状。并及时认真听取患者的主诉,一旦发现患者瞳孔不等大,呼吸不规则,抽搐等提示脑疝形成,应给予及时抢救处理。输液过程中密切观察体液的速度和量,观察是否有药液外渗,避免输液量过快、过多、防止发生急性脑水肿。应用脱水剂后观察膀胱充盈情况,对于昏迷不能自行排尿者,给予留置导尿,并要准确记录出入量,注意尿量及颜色的变化。

(3)心律失常:保汪持续氧气吸入,纠正缺氧状态,应用抗心律失常药及营养心肌药物,严密监测心率(律)、血压变化,迅速处理危急情况。

(4)急性肾衰竭:严密观察尿量及液体出入量,纠正休克及缺氧,必要时给予利尿药,血液透析时做好相应护理。

三、急诊救治流程

急性一氧化碳中毒急诊救治流程详见图8-2。

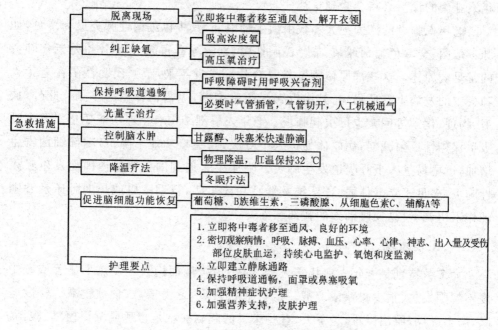

图 8-2　急性一氧化碳中毒急诊救治流程图

第九章

老年病科护理

第一节　老年人肺炎

一、疾病简介

老年人感染性疾病中,肺部感染最为常见,是老年人的重要死亡原因之一。老年人由于机体抵抗力降低及患慢性支气管炎、肺气肿、糖尿病等基础疾病者较多,肺炎的发生率和病死率较一般人群高,今后65岁以上的老年人逐年增多,老年人肺炎的诊治必将会受到重视。

老年人肺炎的病因绝大多数由微生物引起,其中以细菌性肺炎最为多见,如肺炎球菌、金黄色葡萄球菌、革兰氏阴性菌、真菌等。病毒、支原体也是老年肺炎的常见病原体。这些病原体常常是复合致病。近年来,革兰氏阴性菌在老年人肺炎中的发病率有所增加,其中以铜绿假单胞菌、克雷白杆菌为多见。此外,放射、物理、化学等因素也可引起肺炎。老年人解剖结构有生理功能变化引起上呼吸道保护性反射减弱,病原体易进入下呼吸道;免疫功能下降;口咽部细菌寄生增加,也更易进入下呼吸道发生肺炎。临床中常遇到的无明显诱因而发生吸入性肺炎,多见于年老体弱,各系统及器官功能下降,行动障碍或长期卧床及吞咽动作不协调者,易误吸而致的肺部感染。

二、主要表现

大多数特别是老年人症状不典型,起病多缓慢而隐袭。发热不显著或有中度不规则发热,很少畏寒或寒战。全身症状较重,乏力倦怠、食欲锐减。轻度咳嗽,痰多黏稠,咳出困难,量不大,有些患者的起始症状是嗜睡或意识模糊、腹泻。脉速、呼吸急促,肺突变体征不典型,常发现呼吸音减低,肺底部啰音。

本病可并发心力衰竭和休克,严重者可出现弥散性血管内凝血、急性肾衰竭等并发症。

三、治疗要点

(一)控制感染

细菌性肺炎合理的治疗应该做痰培养及药敏试验,痰培养是哪种细菌,对哪种抗菌药敏感,就选用哪种抗生素,这样在治疗上才有针对性。但在痰培养结果未出现以前或因某些因素的影响,培养不出阳性结果,经验治疗也很重要。临床上一般地细菌性肺炎分为革兰氏阳性球菌肺炎和革兰氏阴性杆菌肺炎。起病急剧,血白细胞计数明显增高、中性粒细胞计数增高,再结合临床表现,一般可考虑为革兰氏阳性球菌肺炎,可选用哌拉西林钠、头孢唑林钠、阿米卡星、环丙沙星等药物治疗。年老体弱、久病卧床,白细胞计数不增高或略增高,一般以革兰氏阴性杆菌肺炎的可能性大,选用氨基糖苷类加第二代头孢菌素或第三代头孢菌素等药物治疗。

(二)支持疗法

患者应卧床休息。鼓励其翻身、咳嗽、咯痰,对痰黏稠不易咳出者加用止咳化痰药。有缺氧及呼吸困难症状者给予吸氧。给予高热量、高蛋白、高维生素饮食,酌情静脉给予清蛋白、血浆、氨基酸等。

(三)并发症治疗

老年肺炎并发症有时可引起严重后果,积极治疗并发症极为重要。呼吸衰竭发病率较高,应加强氧疗,如仍不改善可行气管插管,机械通气。心力衰竭是肺炎死亡的重要原因,一旦发生心力衰竭应立即给予强心、利尿治疗。休克多见于低血容量休克和感染性休克,应补充血容量,并合理选用血管活性药物。

四、护理措施

在老年肺炎整个过程中精心护理极为重要。

(1)急性期应多卧床休息,活动困难者应定时翻身,急性期后应加强活动。

(2)严密观察病情变化 注意的神志改变警惕感染性休克的发生。定时测生命体征,记出入量,注意出入量平衡。

(3)给予高蛋白、高维生素、高热量流质饮食,适当食用纤维蔬菜水果以保持大便通畅,鼓励多饮水。

(4)对急性期,应加强氧疗,给予低流量持续吸氧。

(5)高热者应给予物理降温 如乙醇擦浴、冰袋。使体温控制在 38 ℃以下，必要时可给予药物降温。

(6)鼓励咳嗽，咯出痰液 房间空气湿化，给予祛痰药或雾化吸入，定时进行叩背、咳嗽练习，以利排痰。

(7)留取痰标本的方法：尽量在抗生素使用前或停止使用抗生素 2 天以上留取痰标本，患者晨起用白开水漱口 3～4 次，用力从肺深部咳出痰液，留置在消毒痰盒中，及时送检。

五、保健

避免受寒，过度疲劳，酗酒等诱发因素，老年人应重视合理饮食，保证充足营养，坚持户外活动，并学会心理调节，对增强体质，预防呼吸道感染都非常重要。对于易感人群如慢性肺疾病，糖尿病慢性肝病，以及年老体弱者，应使用多价肺炎球菌疫苗、流感病毒疫苗，对提高免疫力预防或减轻疾病的发生，都会产生积极的效果。

第二节 老年人肺癌

一、疾病简介

肺癌的发病率随着年龄的增长而提高，近年来，恶性肿瘤中死亡率上升最快的是肺癌。因此，肺癌是威胁老年人生命的一个重要疾病，应引起足够的重视。其主要致病因素与长期大量吸烟有关，且随吸烟年限、吸烟量的增长而患病率增加。同时与空气污染，职业因素、病毒感染，以及家庭遗传因素有关。

二、主要表现

(一)呼吸系统症状

1.咳嗽

常以阵发性、刺激性干咳为首发症状，当支气管阻塞，继发感染时痰量增多，变为脓性痰。

2.咯血或血痰

多为间断或持续性痰中带血，偶有大咯血。

3.胸痛

轻度胸痛常见,当胸膜或胸壁受侵犯时常出现严重持续、剧烈的疼痛。

(二)全身症状

发热及恶病质,当合并有阻塞性肺炎或肺不张时常有发热,肺部炎症可以反复发生,可因肿瘤组织坏死出现癌性发热。晚期肺癌可以出现疲乏、无力、消瘦、贫血和食欲缺乏。

(三)肺外表现

肺外表现是指与肺癌有关所引起的内分泌、神经肌肉、结缔组织及血液、血管异常改变,又称副癌综合征。

(四)转移的表现

当肺癌出现转移,可出现相应的表现如声音嘶哑、咽下困难、胸腔积液、胸闷、气憋等。

三、治疗要点

(一)手术治疗

手术仍为非小细胞肺癌的首选治疗,因为手术治疗可为提供最大的治愈的可能性。凡是无远处转移,不侵犯胸内主要脏器或胸膜腔、心肺功能可以耐受手术者,都应采取手术治疗。

(二)化学治疗

化学治疗仍是当今小细胞肺癌的首选治疗。

(三)放射治疗

放射治疗是一种局部治疗手段。主要起辅助治疗作用。

(四)免疫治疗

免疫治疗是继手术、化学治疗和放射治疗三大治疗措施之后的一种新的治疗方法。主要有干扰素、白细胞介素 2、植物多糖等。可与任何治疗措施配合应用。

(五)中药治疗

中药可改善临床症状和生存质量,提高生存率,减轻对化、放射治疗的不良反应,预防肿瘤复发转移。

(六)介入治疗

介入治疗是指在 X 线设备的监视下,将抗肿瘤药物和/或栓塞剂经动脉导管注入,对肿瘤病变进行直接治疗。

四、护理措施

老年由于衰老,患病后身心变化与青壮年不同,尤需重视下列措施。

(一)饮食

进食高蛋白、高维生素、高热量易消化饮食,少量多餐,向患者说明保证营养的重要性,鼓励主动进餐。

(二)卧床休息与适量活动交替

保证身心休息,以降低基础代谢率,间断起床活动,到室内或室外空气新鲜,人群稀少的地方,活动量以自觉无疲劳为度,少量多次活动为好。

(三)症状护理

肿瘤压迫出现呼吸困难、肺炎、疼痛均应及时吸氧,姑息放射治疗、给予止痛。

(四)化学治疗、放射治疗护理

化学治疗药物静脉注射速度要慢,以减轻对血管的刺激。若有血管外渗应即刻停止静脉注射,并予以局部普鲁卡因封闭。化学治疗前注射止吐药以减轻恶心呕吐反应,化学治疗期间患者出现心悸胸闷应及时听心率,做心电图;化学治疗、放射治疗均应定时查白细胞、血小板;患者均可能脱发,使患者有思想准备,并解除思想顾虑。放射治疗中患者出现咳嗽、呼吸困难加重,应考虑放射性肺炎的可能,应及时吸氧,保持呼吸道通畅。进食吞咽不适有可能发生放射性食管炎,应给予流质饮食。

五、保健

既然吸烟与肺癌的发生有一定关系,首先提倡不吸烟。我国已重视"三废"的处理,严格控制工业和机动车所产生的废气,对预防有重要的意义。肺癌的关键在于早期发现,早期治疗,因此要定期查体,特别是 40 岁以上长期吸烟者要每半年或一年做 X 线胸部检查,以便早期发现及时手术,取得好的效果。

第三节 老年人气胸

一、疾病简介

气胸指当空气或其他气体进入肺周围的胸膜间隙时所有或部分的肺塌陷。气胸有不同的类型,分为开放性、自发性和张力性气胸。本病是常见的呼吸急症,大多发病急骤,病情严重,要求迅速作出诊断和正确处理。否则可因肺脏萎缩和纵隔受压移位导致急性进行性呼吸、循环衰竭而死亡。

二、主要表现

(一)闭合性气胸

根据胸膜腔积气量及肺萎陷程度可分为小量、中量和大量气胸。小量气胸指肺萎陷在 30％以下,患者可无明显呼吸与循环功能紊乱。中量气胸肺萎陷在 30％～50％,而大量气胸肺萎陷在 50％以上,均可出现胸闷、气急等低氧血症的表现。查体可见气管向健侧偏移,伤侧胸部叩诊呈鼓音,呼吸音明显减弱或消失,少部分伤员可出现皮下气肿且常在肋骨骨折部位。X 线胸片是诊断闭合性气胸的重要手段,但小量气胸尤其是伤情不允许立位后前位摄片者易被漏诊。胸腔穿刺可有助于诊断,也是治疗手段。

(二)张力性气胸

患者常表现有严重呼吸困难、发绀,伤侧胸部叩诊为高度鼓音,听诊呼吸音消失。若用注射器在第 2 或第 3 肋间穿刺,针栓可被空气顶出。这些均具有确诊价值。另外,检查时可发现脉搏细弱,血压下降,气管显著向健侧偏移,伤侧胸壁饱满,肋间隙变平,呼吸动度明显减弱。并可发现胸部、颈部和上腹部有皮下气肿,扣之有捻发音,严重时皮下气肿可扩展至面部、腹部、阴囊及四肢。胸部 X 片虽可直观显示胸腔大量积气,肺萎缩成小团,纵隔明显向健侧移位,以及纵隔内、胸大肌内和皮下有气肿表现,但应强调指出,千万不可依赖和等待 X 线检查而致耽误时间,引起不良后果。

(三)开放性气胸

开放性气胸患者常在伤后迅速出现严重呼吸困难、惶恐不安、脉搏细弱频数、发绀和休克。检查时可见胸壁有明显创口通入胸腔,并可听到空气随呼吸进出的"嘶-嘶"声音。伤侧叩诊鼓音,呼吸音消失,有时可听到纵隔摆动声。

三、治疗要点

(一)排气的适应证选择

闭合性气胸肺压缩<30%时,大多能自行吸收,不需排气。肺压缩>30%时,需排气。

(二)排气方法

(1)紧急简易排气法:病情危重无专用设备情况下,可用50~100 mL注射器;在患侧锁骨中线第2肋间或腋前线第4~5肋间穿刺排气。亦可用一根粗注射针,尾部扎一橡皮指套在其末端剪一裂缝起活瓣作用,插入胸腔排气。

(2)闭式引流排气法:部位选择同上。

(3)负压吸引连续排气法。

(三)复发性气胸

除上述处理外,一般采用外科处理,对年龄大、心肺功能差的主张采用胸膜融合术;可用四环素等,诱发化学性无菌性胸膜炎,使两层胸膜粘连,减少复发。

四、护理措施

(一)病情观察

(1)观察胸痛、咳嗽、呼吸困难的程度,及时与医师联系采取相应措施。

(2)观察呼吸、脉搏、血压及面色变化。

(3)胸腔闭式引流术后应观察创口有无出血、漏气、皮下气肿及胸痛情况。

(二)护理要点

(1)尽量避免咳嗽,必要时遵医嘱给止咳剂。

(2)减少活动,保持大便通畅,避免用力屏气,必要时采取相应的排便措施。

(3)胸痛剧烈,可遵医嘱给予相应的止痛剂。

(4)根据病情准备胸腔穿刺术、胸腔闭式引流术的物品及药物,并及时配合医师进行有关处理。胸腔闭式引流时按胸腔引流护理常规。

(5)给予高蛋白,适量粗纤维饮食。

(6)半卧位,给予吸氧,氧流量一般在3 L/min以上。

(7)卧床休息。

五、保健

(1)饮食护理,多进高蛋白饮食,不挑食,不偏食,适当进粗纤维素食物。

(2)气胸痊愈后,1个月内避免剧烈运动,避免抬、举重物,避免屏气。

(3)保持大便通畅,2天以上未解大便应采取有效措施。

(4)预防上呼吸道感染,避免剧烈咳嗽。

第四节　老年人咯血

一、疾病简介

咯血是指喉部以下的呼吸器官出血,经咳嗽动作从口腔出。咯血首先须与口腔、咽、鼻出血鉴别。口腔与咽部出血易观察到局部出血灶。鼻腔出血多从前鼻孔流出,常在鼻中隔前下方发现出血灶,诊断较易。有时鼻腔后部出血量较多,可被误诊为咯血,如用鼻咽镜检查见血液从后鼻孔沿咽壁下流,即可确诊。大量咯血还须与呕血相鉴别。前者常有肺结核、肺癌、支气管扩张、心脏病等病史,出血前有咳嗽、喉部痒感、胸闷感,咯出血液为鲜红色,混有泡沫痰,一般无柏油样便;后者常有消化性溃疡、胃溃疡、胃癌等病史,出血前有上腹部不适、恶心、呕吐等症状,呕出血液为棕黑色或暗红色、有时为鲜红色,混有食物残渣、胃液,有柏油样便,可在呕血停止后仍持续数天。

二、主要表现

(一)年龄

青壮年咯血多见于肺结核、支气管扩张症、风湿性心瓣膜病二尖瓣狭窄等。40岁以上有长期大量吸烟史(纸烟20支/天×20年以下)者,要高度警惕支气管肺癌。

(二)咯血量

大量咯血主要见于肺结核空洞、支气管扩张症,支气管肺癌的咯血主要表现为持续或间断痰中带血,少有大咯血。

(三)颜色与性状

肺结核、支气管扩张症咯血颜色鲜红;铁锈色血痰主要见于肺炎菌大叶性肺炎和肺泡出血;砖红色胶冻样血痰主要见于肺炎克雷白杆菌肺炎。二尖瓣狭窄咯血一般为暗红色,左心衰竭肺水肿时咯浆液性粉红色泡沫样血痰。

(四)咯血的伴随症状

1.咯血伴发热

咯血伴发热见于肺结核、肺炎、肺脓肿。

2.咯血伴胸痛

咯血伴胸痛见于肺结核、肺梗死、支气管肺癌等。

3.咯血伴呛咳

咯血伴呛咳见于支气管肺癌、支原体肺炎。

4.咯血伴脓痰

咯血伴脓见于支气管扩张症、肺脓肿、肺结核空洞等。

5.咯血伴皮肤黏膜出血

咯血伴皮肤黏膜出血应考虑血液病、流行性出血热、肺出血型钩端螺旋体病。

6.咯血伴杵状指(趾)

咯血伴杵状指(趾)见于支气管扩张症、肺脓肿、支气管肺癌。

7.咯血伴黄疸

须注意钩端螺旋体病、大叶性肺炎、肺梗死等。

三、治疗要点

(1)镇静、休息:小量咯血无需特殊处理,仅需休息、对症治疗。中量以上咯血需卧床休息,患侧卧位或平卧位。对精神紧张、恐惧不安者,应解除其顾虑,必要时可给予少量镇静药。咳嗽剧烈的大咯血者,可适当给予镇咳药,但禁用吗啡,以免过度抑制咳嗽引起窒息。

(2)加强护理,密切观察中量以上咯血者,应定时测量血压、脉搏和呼吸。鼓励轻咳,将血液咳出,以免滞留于呼吸道内。保持呼吸道畅通,保持大便通畅。

(3)大咯血应开放静脉,备血,必要时补充血容量。

(4)止血药的应用。①垂体后叶素:能收缩肺小动脉,使局部血流减少、血栓形成而止血。②酚妥拉明:通过直接扩张血管平滑肌,降低肺动静脉压而止血。③普鲁卡因:有扩张血管和镇静作用。④止血药。氨基己酸(6-氨基己酸):抑制纤溶酶原激活为纤溶酶,从而抑制纤维蛋白溶解。酚磺乙胺(止血敏):增强血小板和毛细血管功能。卡巴克络(安络血):增强毛细血管对损伤的抵抗力。维生素K:促进肝脏合成凝血酶原,促进凝血。纤维蛋白原:可在凝血酶作用下形成许多纤维蛋白单体,后者在凝血因子Ⅷ的作用下形成纤维蛋白,促进止血。云南白药:0.3～0.5 g,每天 3 次,口服。

(5)皮质类固醇:具有非特异性抗炎作用,减少血管通透性,可短期少量应用。

四、护理措施

(一)病情观察

(1)患者的呼吸、血压、脉搏、心率、神志、尿量、皮肤及甲床色泽,及时发现休克。

(2)咯血颜色和量,并记录。

(3)止血药物的作用和不良反应。

(4)窒息的先兆症状:咯血停止、发绀、自感胸闷、心慌、大汗淋漓、喉痒有血腥味及精神高度紧张等情况。

(二)护理要点

(1)宜卧床休息,保持安静,避免不必要的交谈。及时清除血污物品,保持床单位整洁。

(2)护士应向患者做必要的解释,使其放松身心,配合治疗,鼓励将血轻轻咯出。

(3)一般静卧休息,使小量咯血自行停止。大咯血患者应绝对卧床休息,减少翻动,协助患者取患侧卧位,头侧向一边,有利于健侧通气,对肺结核患者还可防止病灶扩散。

(4)保证静脉通路通畅,并正确计算每分钟滴速。

(5)准确记录出血量和每小时尿量。

(6)应备齐急救药品及器械。如止血剂、强心剂,呼吸中枢兴奋剂等药物。此外应备开口器、金属压舌板、舌钳、氧气筒或氧气枕、电动吸引器等急救器械。

(7)药物应用。①止血药物:咯血量较大者常用垂体后叶激素 50 U 加入 10%葡萄糖 40 mL 缓慢静脉推注,或用垂体后叶激素加入葡萄糖氯化钠中静脉滴注。注意观察用药不良反应。高血压,冠心病,孕妇禁用。②镇静剂:对烦躁不安者常用镇静剂,如地西泮 5～10 mg 肌内注射。禁用吗啡、哌替啶,以免抑制呼吸。③止咳剂:大咯血伴剧烈咳嗽时可用少量止咳药。

(8)咯血者暂禁食,小咯血者宜进少量凉或温的流质饮食,避免饮用浓茶、咖啡、酒等刺激性饮料,多饮水及多食富含纤维素食物,以保持大便通畅。便秘时可给缓泻剂以防诱发其咯血。

(9)窒息的预防及抢救配合:①应向患者说明咯血时不要屏气,否则易诱发喉头痉挛,如出血引流不畅形成血块,将造成呼吸道阻塞。应尽量将血轻轻咯出,以防窒息。②准备好抢救用品如吸痰器、鼻导管、气管插管和气管切开包。③一旦出现窒息,开放气道是抢救的关键一环,上开口器立即挖出口腔、鼻腔内血凝块,用吸引器吸出呼吸道内的血液及分泌物。④迅速抬高患者床脚,使成头低足高位。⑤如患者神志清楚,鼓励患者用力咳嗽,并用手轻拍患侧背部促使支气管内淤血排出。⑥如患者神志不清则应速将患者上半身垂于床边并一手托扶,另一手轻拍患侧背部。⑦清除患者口、鼻腔内之淤血。用压舌板刺激其咽喉部,引起呕吐反射,使能咯出阻塞咽喉部的血块,对牙关紧闭者用开口器及舌钳协助。⑧如以上措施不能使血块排出,则应立即用吸引器吸出淤血及血块,必要时立即行气管插管或气管镜直视下吸取血块。气道通畅后,若患者自主呼吸未恢复,应行人工呼吸,给高流量吸氧或按医嘱应用呼吸中枢兴奋剂。

五、保健

(1)向患者讲解保持大便通畅的重要性。

(2)不要过度劳累,避免剧烈咳嗽。

(3)适当锻炼,避免剧烈运动。

第五节　老年人腹膜炎

一、疾病简介

腹膜炎是腹腔壁腹膜和脏腹膜的炎症,可由细菌、化学、物理损伤等引起。按发病机制可分为原发性腹膜炎和继发性腹膜炎。急性化脓性腹膜炎累及整个腹腔称为急性弥漫性腹膜炎。

二、主要表现

(1)发病前常有上呼吸道感染,或在肾病猩红热,肝硬化腹水及免疫功能低下时发生。

(2)主要症状是突然发作急性腹痛,开始部位不明确,很快弥漫至全腹。

(3)伴恶心呕吐、发热、脉快等全身中毒症状。

(4)腹胀,全腹肌紧张,压痛反跳痛,肠鸣音减弱或消失。

三、治疗要点

本病的治疗关键为早期、联合、适量、规则及全程抗菌药物治疗。休息和营养是治疗中的重要辅助措施。必要时手术治疗。

四、护理措施

(一)病情观察

(1)密切观察体温是否升高,脉搏是否加快,血压是否下降,以及腹部疼痛、压痛、反跳痛、肌紧张等体征有无加重,如有以上变化,说明病情发展,需要紧急手术治疗。

(2)观察期间不宜用吗啡类止痛剂,以免掩盖病情。

(3)急性患者的观察、护理,必须在医护人员的监护下进行,家属要积极配合,不要擅自处理,以免贻误病情。

(4)注意观察患者血压、血糖及粪便的情况。

(二)护理要点

(1)患者采取半坐位,以便腹腔脓液流向盆腔,便于引流,减少毒素吸收,使腹肌松弛疼痛减轻。

(2)胃肠道穿孔或肠麻痹的患者,绝对禁食禁水,并采用胃肠减压,以避免消化道内容物继续流向腹腔,减轻肠内积气,积液。

(3)使用有效抗生素控制感染。静脉输血、输液以纠正水电解质紊乱及酸碱平衡失调。

(4)禁止灌肠,以免消化道内容物自穿孔处向腹腔内广泛扩散,加重腹腔污染。

(5)结核性腹膜炎应早期、联合、全程抗结核治疗:一般选用链霉素、异烟肼、利福平及乙胺丁醇等联合化学治疗,及时反映有关抗结核药物的不良反应。定期检查听力、视力及肝炎功能、血象等。

(6)抗结核治疗的基础上用肾上腺皮质激素:对有血行播散或严重毒血症者,可同时加用肾上腺皮质激素,以减轻症状,减少肠粘连、肠梗阻。

(7)大量腹水者,可进行腹腔穿刺适当放腹水,可及时检查腹水性质并可向腹腔内注药。以加快腹水消退,减轻腹膜粘连。护士应协助医师做腹腔穿刺及放液治疗。对于腹穿次数较多的患者,要做好腹部皮肤护理。

五、保健

(一)休息

发热时要卧床休息,腹水较多时可取半卧位。

(二)饮食

给高热量、高蛋白、高维生素、易消化、富于营养的食物。

(三)加强病情观察

除了全身毒血症外,要考虑是否有肠穿孔、肠梗阻等并发症。对于高热患者,注意观察热型,做好高热患者的护理。

第六节 老年人肠结核

一、疾病简介

肠结核是结核分枝杆菌侵入肠道引起的慢性特异性感染,多继发于肠外结核,特别是开放性肺结核,且好发于回盲部。其临床表现为腹痛,大便习惯改变,腹部包块及发热、盗汗、消瘦等结核毒性反应,但缺乏特异的症状和体征。本病治疗以抗结核药为主。通过合理、充分用药,本病一般可获痊愈。

二、主要表现

肠结核女性多于男性。常有体弱、消瘦、贫血、食欲下降、不规则发热和盗汗等全身症状。但增殖型肠结核全身症状较轻。

(一)溃疡型

溃疡型肠结核的临床表现主要是肠炎症状。多有慢性右下腹痛及脐周痛,有时疼痛可波及全腹。腹痛为隐痛或痉挛性疼痛,餐后加重,排便后减轻。除腹痛外,常有腹泻和便秘交替出现。腹泻多为水泻或稀便。病变累及结肠时,可有黏液和脓血便及里急后重感。尚有低热、盗汗、消瘦、食欲减退等全身症状。体验时右下腹有压痛,肠鸣音活跃,伴有肠腔狭窄时可见肠型。急性穿孔时,可出现剧烈腹痛和弥漫性腹膜炎体征。

(二)增殖型

增殖型病变在临床上主要表现为慢性不完全性低位肠梗阻症状。随着肠腔的缩小,梗阻趋向完全,此时有典型的肠梗阻症状:有腹胀、阵发性腹痛,停止排便排气,时有呕吐。体检时可见腹部胀气和肠型、肠鸣音亢进。有时也可扪及腹部肿块,肿块多位于右下腹、质地较硬,不易推动,较难与癌性肿块相鉴别。

三、治疗要点

(一)抗结核药物

常采用异烟肼 0.3 g,口服,每天 1 次;利福平 0.45 g,口服,每天 1 次,联合化学治疗,疗程 6～9 个月。对严重肠结核或伴有肠外结核者,一般加用链霉素 0.75 g,肌内注射,每天 1 次,或吡嗪酰胺 0.5 g,口服,3 次/天,或乙胺丁醇0.25 g,口服,3 次/天。

(二)全身支持疗法

加强营养支持。

(三)对症治疗

腹痛时用颠茄 16 mg,口服,3 次/天,或山莨菪碱 10 mg,肌内注射。腹泻严重应补液,纠正电解质紊乱。合并完全性肠梗阻、急性穿孔及大出血者,应及时采用外科手术治疗。

(四)手术治疗

伴有活动性肺结核的溃疡型肠结核患者不宜行外科治疗,因该型肠结核病变广泛,不易全部切除,术后复发可能甚大,且可导致结核播散。

四、护理措施

(一)疾病观察

(1)疼痛情况。

(2)腹泻及肠功能改变情况。

(3)消瘦及发热。

(二)护理要点

1.肠结核护理注意要点

应注意劳逸结合,避免劳累,应加强营养,进食富含多种维生素、蛋白质和热量的饮食,腹痛可口服阿托品 0.3～0.6 mg、颠茄合剂 10～15 mL;腹泻可口服止泻药及钙剂,严重腹泻者应注意维持水电解质平衡。

2.疼痛的护理

(1)与患者多交流,分散其注意力。

(2)严密观察腹痛特点,正确评估病程进展状况。

(3)采用按摩、针灸方法,缓解疼痛。

(4)根据医嘱给患者解痉、止痛药物。

(5)如患者突然疼痛加剧,压痛明显,或出现便血等应及时报告医师并积极抢救。

3.营养失调的护理

(1)给患者解释营养对治疗肠结核的重要性。

(2)与患者及家属共同制订饮食计划。应给予高热量、高蛋白、高维生素饮食。

(3)严重营养不良者应协助医师进行静脉营养治疗,以满足机体代谢需要。

(4)每周测量患者的体重,并观察有关指标,如电解质、血红蛋白。

五、保健

(一)休息与营养

活动性肠结核,须卧床休息,积极改善营养,必要时给予静脉高营养治疗,以增强抵抗力。

(二)预防

主要是针对肠外结核,特别是肺结核的预防。对于肺结核应早期诊断、早期治疗,肺结核患者不要吞咽痰液。加强防治结核病的卫生宣传教育,牛奶要经过灭菌消毒,提倡分餐制,切实做好卫生监督。

第七节　老年人心肌病

一、疾病简介

心肌病通常指病因不能明确的心肌疾病,称特发性心肌病,主要为扩张型心肌病、肥厚型心肌病、限制型心肌病和致心律失常型心肌病。其中以扩张型心肌病和肥厚型心肌病较为常见。病因明确的或断发于全身疾病的为特异性心肌病。心肌病分类如下。

(一)特异性心肌病

特异性心肌病指伴有特异性心脏病或特异性系统性疾病的心肌疾病。

1.缺血性心肌病

缺血性心肌病表现为扩张型心肌病伴收缩功能损伤,而不能以冠状动脉病变或缺血损伤的范围来解释。

2.瓣膜性心肌病

瓣膜性心肌病表现为心室功能障碍而超过了其异常负荷。

3.高血压性心肌病

高血压性心肌病常表现为左心室肥大伴扩张型或限制型心肌病心力衰竭的特点。

4.炎症性心肌病

炎症性心肌病为心肌炎伴心功能不全。已知的炎症性心肌病有特异性、自身免疫性及感染性。

5.代谢性心肌病

(1)内分泌性:如甲状腺功能亢进、减退,肾上腺皮质功能不全,嗜铬细胞瘤,肢端肥大症和糖尿病。

(2)家族性累积性和浸润性疾病:如血色病、糖原贮积病、Hurler 综合征、Refsum 综合征、Neimann-Pick 病、Hand-Christian 病、Fabry-Anderson 病及 Morquio-Ullrich 病。

(3)缺乏性心肌病:如钾代谢紊乱、镁缺乏症、营养障碍(如恶性营养不良、贫血、维生素 B_1 缺乏症及硒缺乏症)。

(4)淀粉样变性:如原发性、继发性、家族性及遗传性心脏淀粉样变,家族性地中海热及老年性淀粉样变。

6.全身系统疾病

全身系统疾病包括结缔组织病,如系统性红斑狼疮、结节性多动脉炎、风湿性关节炎、硬皮病和皮肌炎;浸润和肉芽肿,如结节病及白血病。

7.肌营养不良

肌营养不良包括 Duchenne 肌营养不良、Becker 肌营养不良、强直性肌营养不良。

8.神经肌肉病变

神经肌肉病变包括遗传性共济失调、Noonan综合征及着色斑病。

9.过敏及中毒反应

过敏及中毒反应包括对乙醇、儿茶酚胺、蒽环类药物、放射线等损害的反应。酒精性心肌病有可能为过量饮酒,现今尚不能确定乙醇是致病性还是条件性作用,也尚无确切的诊断标准。

10.围生期心肌病

可首次在围生期发病,可能为一组不同的疾病。

(二)特发性心肌病

心肌病是指伴有心功能障碍的心肌疾病,可分为扩张型心肌病、肥厚型心肌病、限制型心肌病和致心律失常型心肌病。

1.扩张型心肌病

左心室或双侧心室扩张及收缩功能障碍,可以是特发性、家族性或遗传性、病毒性和/或免疫性、酒精性或中毒性,以及并发于已知的心血管疾病,但其心功能损伤程度不能以异常负荷或缺血损伤的范围来解释。组织学改变是非特异性的。临床表现通常伴有心力衰竭,且呈进行性,常有心律失常、血栓栓塞及猝死,并可发生在病程中的任何一期内。

2.肥厚型心肌病

特点为左心室或右心室肥厚,通常是非对称性,并侵及室间隔。典型者左心室容量正常或减低,常有收缩期压力阶差。家族性通常为常染色体显性遗传,本病由肌质网收缩蛋白基因突变所致。典型形态学改变为心肌细胞肥大和排列紊乱,周围疏松结缔组织增多。多发生心律失常及早年猝死。

3.限制型心肌病

其特点为一侧或两侧心室有限制充盈及舒张期容量减少,其收缩功能正常或接近正常,心室壁增厚,可能伴增生的间质纤维化。可以是特发性的或伴发于其他疾病(如淀粉样变性,伴或不伴嗜酸性粒细胞增多症的心内膜心肌病)。

4.致心律失常型右心室心肌病

其特点为右心室心肌进行性被纤维脂肪组织所代替,初始为局限性,逐渐发展为全右心受累,有时左心室也受累,而室间隔相对不受侵犯。多为家族性,属常染色体显性遗传及不完全性外显,有时为隐性型。表现为心律失常,常可猝死,尤其是年轻患者。

5.不定型心肌病

不定型心肌病包括不能分入任何组织的少数患者(如弹力纤维增生症,未侵及心肌,收缩功能有障碍,只有轻度扩张,线粒体受波及)。

有些疾病可表现为一型以上的心肌病(如淀粉样变、高血压)。心律失常和传导系统疾病可以为原发性心肌异常,现尚未归入心肌病内。

二、主要表现

(一)扩张型心肌病

又称充血性心肌病,病理上以心肌变性、纤维化、心腔扩张为突出,其主要特征是心肌收缩功能障碍,进而发生心功能不全。患者容易合并各种心律失常及栓塞,甚或发生猝死。多有心悸、气急、胸闷、心前区憋痛不适等症状。重者出现水肿、端坐呼吸、肝大伴压痛等充血性心力衰竭的表现。

(二)肥厚型心肌病

以心肌非对称性肥厚、心室腔缩小为特征。可有心悸、气促、胸闷胸痛、劳力性呼吸困难等症状。重者发生头晕及晕厥。伴有流出道梗阻时,在起立时或运动中常诱发眩晕,甚至有神志丧失的表现。

(三)限制型心肌病

以心内膜纤维增生为主,致使心脏的收缩及舒张功能都受影响。以右心回流障碍、右心衰竭显著,可出现心悸、呼吸困难、水肿、颈静脉怒张、肝大及腹水等表现。

三、治疗要点

(一)病因防治

积极处理各种病毒感染。

(二)促进心肌代谢

给予肌苷、大剂量维生素 C 和极化液等。

(三)控制心力衰竭

应用利尿剂及强心苷,剂量宜由小至大,逐步增加。

(四)纠正心律失常

根据不同类型的心律失常选抗心律失常药物。

四、护理措施

(一)心理护理

及时了解和家属的心理状态,根据存在的不同心理状态,给予相应的心理疏导,介绍有关注意事项、关心体贴询问病情,主动了解需要,用热情和蔼的态度取得他们的信任,使其解除思想顾虑和精神紧张,以最佳的精神状态接受和配合治疗。同时还应注意在情绪稳定期间及时给予保健指导,讲解出院后的饮食、休息及注意事项。

(二)生活护理

建立良好的护患关系,满足生活上的必要需求。饮食给予低盐、低脂、清淡易消化吸收的食物,补充适量纤维素、新鲜水果蔬菜,进食量不可过饱,以防增加心脏负担。便秘时适当口服缓泻剂,告诫切忌屏气用力,以免加重心脏的负担,诱发心肌缺血,教育在排便时呼气或含服硝酸甘油,每天按肠蠕动方向按摩腹部数次,以促进排便。

(三)高危因素的护理

1.晕厥的治疗和护理

晕厥是猝死的先兆,应引起临床重视。临床护理不容忽视,护士应详细询问有无晕厥发作史,了解晕厥发生的次数、每次持续的时间、与体位的关系及发作前是否有前驱症状,如面色苍白、恶心、呕吐、头晕、眼黑、出冷汗等。嘱适当卧床休息,避免剧烈活动、情绪激动,协助做好生活护理。外出检查时由专人陪送。避免因心率加快、心肌收缩加重梗阻,导致脑供血下降发生晕厥。同时,肥厚型心肌病多服用 β 受体阻滞剂普萘洛尔和钙通道拮抗剂维拉帕米等,负性肌力药物抑制心肌收缩,减轻流出道阻塞。护士要注意观察上述药物对血压和心率的不良影响,避免晕厥的发生。

2.猝死的预防及护理

肥厚型心肌病在发生猝死前往往尚未明确诊断或新近确诊而不易预知,而猝死仅为首发的临床表现。护理上应密切注意的自觉症状,注意心率和心律的变化,尤其是任何室性心律失常的发生。值班护士应熟练掌握除颤器的使用和紧急心肺复苏。对各种心电图变化、心律失常的图形能准确判断,以便尽早做好抢救准备工作,争取抢救时间。

3.心律失常的护理

评估心律失常可能引起的临床症状,如心悸、乏力、胸闷、头晕、晕厥等,注意观察和询问这些症状的程度、持续时间以及给日常生活带来的影响。定期测量心率和心律。及时进行心电监护,密切观察有无心律失常的发生。其次为高度房室传导阻滞、三束支传导阻滞。多数传导阻滞可恢复,必要时安置起搏器。护士应掌握心电图机的使用方法,在心律失常突然发作时及时描记心电图并标明日期和时间。如需持续心电监测的,应注意观察发作次数、持续时间、治疗效果等情况。必要时准备好急救药品、抢救设备,及时给予急救。教育注意劳逸结合,生活规律,保持情绪稳定,避免摄入刺激性食物,如咖啡、浓茶、烈性酒、可乐等;心动过缓应避免屏气用力动作,如用力排便等,以免因兴奋迷走神经而加重心动过缓。

4.心力衰竭的护理

尚未发生心力衰竭的要避免劳累,注意预防呼吸道感染,戒烟、酒。一旦发生心力衰竭应注意充分休息,给予低盐或无盐、高维生素易消化饮食,宜少食多餐,合理补给维生素 B_1 及维生素 C,低钾适当增加蔬菜、瓜果、肉汤及橘子汁等。给予氧气吸入,严密观察患者生命体征变化、呼吸困难程度、咳嗽、咯痰情况及肺内啰音变化。遵医嘱服药,用药过程中密切观察的面色、心率、心律、血压、尿量、神志等变化,使用利尿剂时,应严格记录出入量,监测电解质变化情况,如低钾、低钠等;使用血管扩张剂要控制输液速度并监测血压,做好护理记录,延缓病情恶化。

肥厚型心肌病的进展缓慢,但如病情进展迅速或心室舒张末期血压过高则预后较差。除严格、持续合理安排活动量、坚持治疗外,还应注意保持情绪稳定,避免剧烈运动、持重、屏气动作,以减少猝死的发生。此外,对直系亲属进行超声心动图检查可及早发现病情。

五、保健

(1)积极治疗可能导致心肌病的原发病。

(2)根据心功能情况,适当活动,但切记不可过累,应多休息,病情严重时应卧床休息。

(3)饮食宜清淡,有心力衰竭时应控制钠、水摄入,生活规律,避免受寒而诱发疾病加重。

参 考 文 献

[1] 李庆印,张辰.心血管病护理手册[M].北京:人民卫生出版社,2022.

[2] 于翠翠.实用护理学基础与各科护理实践[M].北京:中国纺织出版社,2022.

[3] 万霞.现代专科护理及护理实践[M].开封:河南大学出版社,2020.

[4] 邓雄伟,程明,曹富江.骨科疾病诊疗与护理[M].北京:华龄出版社,2022.

[5] 窦超.临床护理规范与护理管理[M].北京:科学技术文献出版社,2020.

[6] 陈群.用药护理[M].杭州:浙江大学出版社,2018.

[7] 张晓霞,于丽丽.外科护理[M].济南:山东人民出版社,2021.

[8] 李英霞,卢伟静,付海鸥.实用急诊 ICU 护理技术[M].北京:中国纺织出版社,2022.

[9] 张文燕,冯英,柳国芳,等.护理临床实践[M].青岛:中国海洋大学出版社,2019.

[10] 张金兰.实用临床肿瘤护理[M].沈阳:沈阳出版社,2020.

[11] 顾宇丹.现代临床专科护理精要[M].开封:河南大学出版社,2022.

[12] 吴欣娟.临床护理常规[M].北京:中国医药科技出版社,2020.

[13] 郑娜,郭静,杨雅景.实用重症护理技术[M].北京:中国纺织出版社,2022.

[14] 张晓艳.临床护理技术与实践[M].成都:四川科学技术出版社,2022.

[15] 叶志香,吴文君,邵广宇.外科护理[M].武汉:华中科技大学出版社,2018.

[16] 孙丽博.现代临床护理精要[M].北京:中国纺织出版社,2020.

[17] 白志芳.实用临床护理技术与操作规范[M].长沙:湖南科学技术出版社,2019.

[18] 初钰华,刘慧松,徐振彦.妇产科护理[M].济南:山东人民出版社有限公司,2021.

[19] 李勇,郑思琳.外科护理[M].北京:人民卫生出版社,2019.

[20] 石晶,张佳滨,王国力.临床实用专科护理[M].北京:中国纺织出版社,2022.

[21] 高清源,刘俊香,魏映红.内科护理[M].武汉:华中科技大学出版社,2018.

[22] 张薇薇.基础护理技术与各科护理实践[M].开封:河南大学出版社,2021.

[23] 李绮薇,刘悦新.妇产科临床护理手册[M].广州:中山大学出版社,2022.

[24] 张苹蓉,卢东英.护理基本技能[M].西安:陕西科学技术出版社,2020.

[25] 安旭姝,曲晓菊,郑秋华.实用护理理论与实践[M].北京:化学工业出版社,2022.

[26] 蔡华娟,马小琴.护理基本技能[M].杭州:浙江大学出版社,2020.

[27] 周晓露,洪爱蓉.护理管理[M].重庆:重庆大学出版社,2019.

[28] 高正春.护理综合技术[M].武汉:华中科技大学出版社,2021.

[29] 纪欢欢,孟萌,侯涛.神经外科疾病护理常规[M].北京:化学工业出版社,2022.

[30] 任秀英.临床疾病护理技术与护理精要[M].北京:中国纺织出版社,2022.

[31] 刘玉春,牛晓琳,何兴莉.临床护理技术及管理[M].北京:华龄出版社,2020.

[32] 吴晓琴.神经系统疾病病人护理[M].杭州:浙江大学出版社,2018.

[33] 赵安芝.新编临床护理理论与实践[M].北京:中国纺织出版社,2020.

[34] 王艳秋,玄春艳,孙健,等.现代临床护理实践与管理[M].重庆:重庆大学出版社,2022.

[35] 张兰凤.护理院护理技术[M].北京:科学出版社,2021.

[36] 晏蓉,王慧文,高春红,等.颈椎病术后患者护理问题评估指标体系的构建[M].护士进修杂志,2022,37(22):2040-2044.

[37] 任海林.细节心理护理在初产妇过期妊娠中的效果及对妊娠结局的影响[M].实用妇科内分泌电子杂志,2022,9(6):119-122.

[38] 赵付娟,潘华婴,赵晶.安全护理模式在慢性肺源性心脏病患者临床护理中的应用分析[M].基层医学论坛,2022,26(20):130-132.

[39] 龙苗,贾叙锋,何平,等.护理风险管理对急性呼吸窘迫综合征患者呼吸机相关性肺炎应用效果的 Meta 分析[M].护理管理杂志,2022,22(6):431-435.

[40] 马玉贞.系统护理干预对慢性胃炎及胃溃疡患者药物治疗效果的影响[M].基层中医药,2022,1(1):69-72.